GUIDE DU BAIGNEUR

A

LAVEY-LES-BAINS

SUISSE

CANTON DE VAUD

Eaux thermales sulfureuses.

EAUX MÈRES DES SALINES DE BEX

HYDROTHÉRAPIE

AU MOYEN DE L'EAU DU RHONE & DE L'EAU
DES SOURCES DE MORCLES

BAINS DE SABLE DU RHONE, CHAUFFÉ

Saison du 15 Mai au 30 Septembre.

Lausanne. — Imp. CORBAZ & Comp.

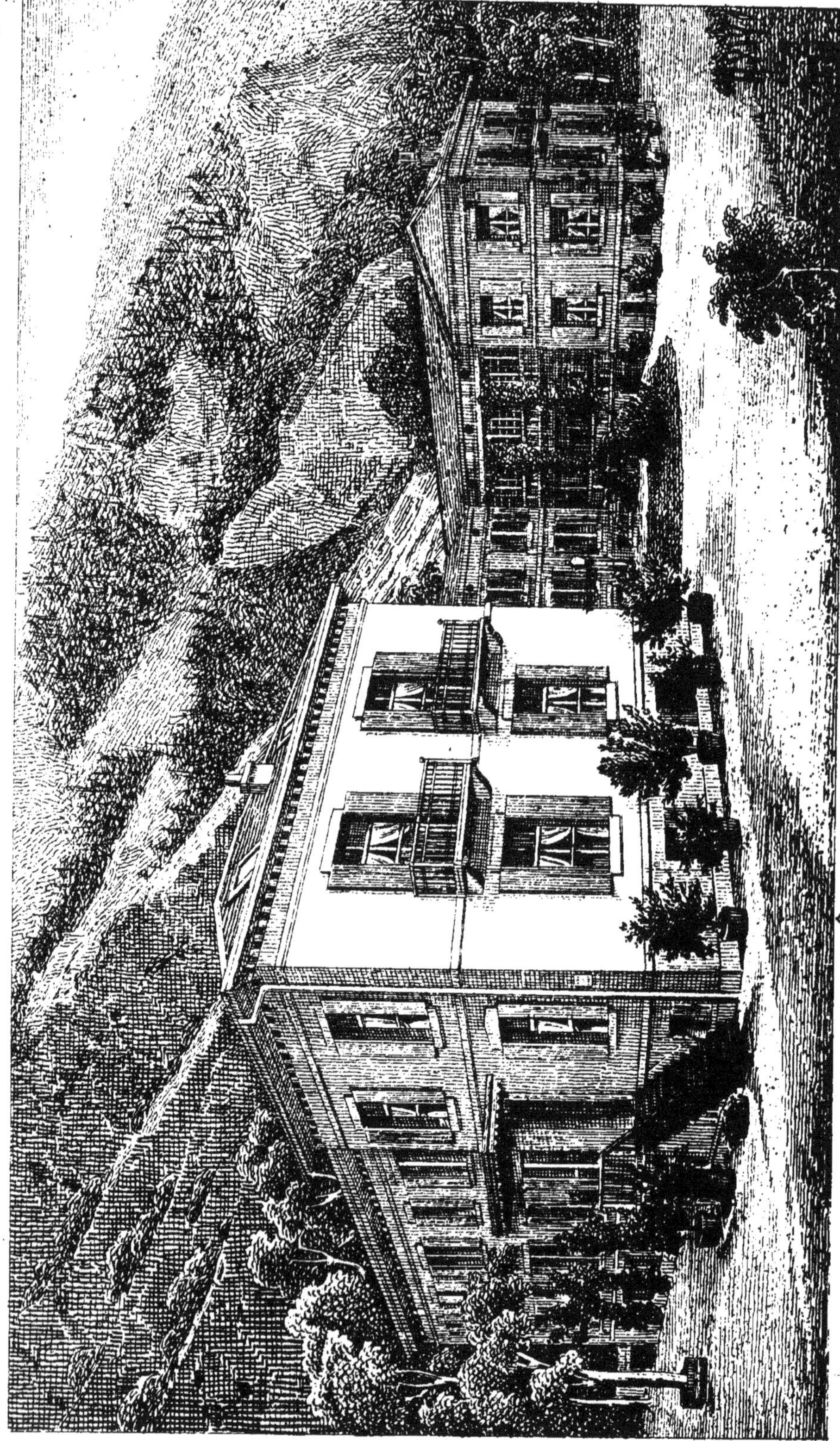

GUIDE DU BAIGNEUR

à

LAVEY-LES-BAINS

SUISSE

CANTON DE VAUD

DEUXIÈME ÉDITION

LAUSANNE
Imprimerie CORBAZ & Comp.

1886

TABLE DES MATIÈRES

Planches.

AVANT-PROPOS

La découverte de la source de Lavey est d'une date assez récente ; elle remonte au 27 février 1831 et eut lieu d'une façon tout à fait inattendue. Un pêcheur qui relevait ses nasses au bord du Rhône sentit, en s'avançant dans l'eau, une vive chaleur ; étonné, il raconta la chose. L'attention fut ainsi éveillée ; M. de Charpentier, savant géologue, alors directeur des mines de sel de Bex, vint constater le fait et reconnut qu'une source sulfureuse, très chaude, sortait du milieu des rocs et des cailloux qui bordaient le Rhône et qui étaient inondés les jours de grosses eaux.

Lavey n'a donc pas un long passé historique et sa réputation ne remonte pas, comme celle de beaucoup d'autres sources, à une haute antiquité. Cependant il est question, dans de vieux documents, de thermes romains établis dans le voisinage de la petite ville d'Epône, célèbre par l'un des premiers conciles et détruite lors d'un fameux éboulement dont parlent plusieurs chroniqueurs. Or Epône se trouvait en face de l'emplacement actuel des bains.

On n'a pas cherché, comme dans beaucoup d'autres bains, à faire tout d'abord de la station thermale de Lavey un établissement luxueux avec casino, salle de jeux, etc., où l'on viendrait autant pour s'amuser que pour se guérir. L'Etat de Vaud, propriétaire de la source, a songé essentiellement à en faire bénéficier les habitants du canton; il a affermé le terrain et la source à une société par actions à laquelle il a imposé certaines conditions pour assurer à tous les malades la possibilité de faire des cures à des prix modérés; de plus il a fondé à Lavey un hôpital cantonal, succursale de celui de Lausanne et auquel il a attaché un médecin choisi par lui. Il a confié ce poste successivement à des docteurs capables de diriger savamment les cures, de se rendre un compte exact de la valeur médicale de l'eau thermale et de recueillir des observations consciencieuses afin de baser les indications thérapeutiques de cette station sur des données vraiment scientifiques. Tous sont arrivés à la conclusion que l'eau de Lavey offre de grandes et précieuses ressources, et est appelée à un immense avenir. Ces idées émises dans différentes brochures ont atteint le public scientifique, mais ne sont guère sorties de ce cercle restreint.

Le premier établissement a donc été construit sur un type assez modeste et ce n'est que lorsque l'affluence des baigneurs a en quelque sorte forcé la main qu'on s'est décidé à élever des constructions plus importantes et à donner aux installations un confort mieux en rapport avec les habitudes des temps actuels.

Maintenant qu'un grand nombre d'observations et surtout de guérisons ont permis d'établir avec sûreté à quelles maladies les eaux de Lavey conviennent; maintenant que les hôtels sont aménagés de façon à satisfaire toutes les exigences, et que chaque année est marquée par un accroissement dans le nombre des baigneurs et par de constants progrès dans l'aménagement des établissements, le moment est venu de faire connaître les eaux thermales de Lavey en dehors du canton de Vaud ou de la Suisse française et de s'adresser à un public moins restreint pour le faire bénéficier des ressources dont il ne rencontre point l'équivalence ailleurs. C'est essentiellement à ce public qu'est destinée cette brochure, écrite non plus au point de vue exclusivement médical comme les précédentes, mais à celui du malade qui y trouvera tous les renseignements désirables sur la vertu des eaux, les différents genres de cure institués à Lavey, les installations des hôtels et des Bains, les moyens d'y arriver et les promenades à faire. Il y trouvera aussi des conseils d'hygiène et quelques règles à observer afin de préparer la cure et de la faire avec fruit. C'est en quelque sorte le manuel du baigneur, d'un usage pratique, à la portée de tous et donnant en peu de pages les indications nécessaires; tandis que la brochure plus étendue et plus scientifique du docteur Suchard [1], parue il y a cinq ans, reste spécialement destinée aux médecins.

[1] *Les eaux thermales de Lavey et leur valeur thérapeutique*, par le Dr A.-F. Suchard. Paris, A. Delahaye et Cie, et Lausanne B. Benda, 1881.

GUIDE DU BAIGNEUR

A

LAVEY-LES-BAINS

Situation. Moyens d'arrivée.

Les Bains de Lavey sont situés en Suisse, dans le canton de Vaud, sous le 46° 15′ de latitude Nord et sous le 24° 40′ de longitude Est, à 12 lieues de Lausanne, 23 de Genève, 9 de Sion.

La grande ligne de chemin de fer de la Suisse Occidentale, dite Genève-Lausanne-Simplon, passe en face de Lavey; la gare qui en est la plus rapprochée est celle de St-Maurice (Valais), à 2 kilomètres de Lavey; un omnibus allant aux trains principaux amène les voyageurs de la station aux Bains. Cette ligne, qui se relie à Lausanne avec une série d'autres lignes venant de toutes les parties de la Suisse, est la voie la plus directe pour arriver à Lavey, on pourrait même dire la seule usitée jusqu'à présent, car les passages de montagne sont pour les touristes et non pour les malades. Les voyageurs venant du Valais (Brigue, Sion, Martigny) prennent cette même ligne, mais en sens inverse pour aboutir aussi à St-Maurice. Une nouvelle ligne a été ouverte au mois de juin 1886; elle relie Genève à St-Maurice par la rive savoisienne et rend l'accès de Lavey encore plus prompt aux voyageurs venant de Genève, d'Italie, d'Aix-les-Bains, d'Evian ou d'autres points de la Savoie. Le trajet de Genève à St-Maurice par ce côté-là du lac est un peu plus court que par l'autre.

Le service de navigation du lac de Genève, qui a des bateaux nombreux et très confortables, offre encore aux personnes partant de Genève ou des autres villes des bords du lac un moyen de transport moins prompt que le chemin de fer, mais qui permet de jouir davantage de la beauté du paysage si pittoresque des rives du Léman. Les bateaux correspondent soit à Villeneuve, soit au Bouveret avec les trains se dirigeant sur St-Maurice.

On arrive donc à Lavey :

De la Suisse, par les lignes : Berne-Fribourg-Lausanne-St-Maurice ou Neuchâtel-Yverdon-Lausanne-St-Maurice. (De Lausanne à St-Maurice les trains rapides mettent 1 heure 50 minutes, les autres un peu plus de 2 heures.)

Du nord de la France, par les lignes : Paris-Dijon-Pontarlier-Neuchâtel-Lausanne-St-Maurice, ou Paris-Dijon-Mâcon-Genève-St-Maurice, ou Paris-Dijon-Pontarlier-Jougne-Lausanne-St-Maurice.

Cette dernière ligne est la voie la plus rapide; en partant de Paris par les trains du soir, on est à Lavey le lendemain vers midi.

Du midi de la France, par Lyon, Bellegarde, Genève, St-Maurice.

D'Angleterre, par Paris-Lausanne-St-Maurice, ou par la Belgique.

De Belgique, par Paris-Lausanne-St-Maurice, ou Bâle-Berne-Lausanne-St-Maurice.

De Hollande, du nord de l'Europe, d'Allemagne, de la

Russie septentrionale et centrale, par Bâle-Berne-Lausanne-St-Maurice.

D'Autriche et de la Russie méridionale, par Vienne-lac de Constance-Zurich-Berne-Lausanne-St-Maurice.

D'Italie, par Turin-Genève-Lausanne-St-Maurice, ou par Turin-Genève-Evian-Saint-Maurice; ou par Milan-le Simplon-Brigue-Sion-St-Maurice.

Aspect du pays. Climat. Altitude.

L'établissement de Lavey est situé dans la vallée du Rhône, entre la Dent de Morcles et la Dent du Midi, à environ trois kilomètres du curieux défilé de St-Maurice, qui coupe la vallée en deux parties d'aspect tout à fait différent. Du côté du Léman, le paysage est riant et verdoyant; du côté de Martigny et de Sion, le terrain est plus aride, la nature plus sauvage; les montagnes ont des sommets très élevés, de forme bizarre, et leurs flancs sont déboisés et pierreux, par suite d'éboulements fréquents. Le petit village de Lavey, avec ses prés, sa couronne de châtaigniers et ses magnifiques vergers, participe encore à l'aspect riant de la portion la plus fertile du canton de Vaud; tandis que les établissements des Bains, qu'il a fallu rapprocher de la source et qui sont à environ vingt minutes du village, sont dans cette partie de la vallée du Rhône qui, quoiqu'encore sur le territoire vaudois, a déjà le cachet grandiose et austère du paysage valaisan proprement dit. Le Rhône a ici une pente très considérable qui lui donne bien plutôt l'apparence d'un torrent impétueux que celui d'un fleuve, et après un violent orage, on l'entend rouler des pierres, parfois même des blocs de rochers.

L'aspect de Lavey, au premier coup d'œil, est donc plutôt un peu sévère; mais il est à remarquer que cette nature, fortement accentuée, a son genre de beauté auquel on s'attache et qu'on aime à revoir. C'est ce qu'a exprimé fort bien dans les lignes suivantes le célèbre Genevois R. Töpfer: « L'on ne passe pas » quelques heures aux Bains de Lavey sans s'attacher » à la localité même; pas quelques jours sans la mettre en parallèle avec les bains les plus fréquentés » pour leur agrément. »

Le terrain sur lequel sont bâtis les établissements est remarquablement sec, car le sous-sol, formé de sable et de pierres, est très perméable, et le Rhône, avec sa pente, forme en quelque sorte un modèle de drainage naturel. Ce grand fleuve rafraîchit sans cesse la vallée; grossi par la fonte des neiges pendant les fortes chaleurs, il reste constamment entre 8° et 10° centigrades.

Une autre cause au moins aussi efficace que le courant du Rhône pour modérer les chaleurs de l'été, c'est le courant d'air qui souffle toujours dans la même direction et se lève régulièrement, les jours de beau temps, à dix heures du matin, pour cesser vers quatre heures de l'après-midi. Cette brise, qui fait l'étonnement de toutes les personnes arrivant dans la localité, provient de ce que la grande masse de rochers qui surplombe cette partie de la vallée, s'échauffe sous l'ardeur des rayons du soleil et produit ainsi une colonne d'air chaud, tendant sans cesse à monter et étant aussitôt remplacée par de l'air qui a passé sur les hauts sommets du Valais et sur de grandes pentes boisées. C'est une circonstance hygiénique des plus favorables, qui fait qu'à 433 mètres au-dessus de la mer on rencontre le climat vivifiant et tonique des hautes montagnes sans en avoir les variations de température trop brusques et trop fréquentes pour ne pas être préjudiciables aux malades.

Ces conditions climatériques spécialement heureuses, surtout pour le genre de maladies traitées à Lavey, ont frappé tous les médecins qui se sont occupés de cette station thermale, et le docteur Rotureau écrit à ce propos dans son ouvrage sur les principales eaux minérales de l'Europe : « Lavey est préservé de l'hu-
» midité si fréquente dans presque toutes les parties
» de la Suisse... Ce qu'il faut noter surtout, c'est qu'à
» Lavey les transitions subites de la température ne
» sont jamais aussi fréquentes et aussi brusques que
» dans presque toutes les stations thermo-minérales
» de ce pays. »

Le docteur Gsell-Fels émet une opinion semblable dans son ouvrage très érudit et très consciencieux sur les bains et les stations climatériques de la Suisse ; on y lit, à l'article Lavey : « L'air est sain et fréquemment
» renouvelé par les vents du nord et du sud, qui tra-
» versent la vallée dans toute sa longueur. Les mala-
» dies épidémiques y sont rares. Les environs sont
» grandioses, tantôt majestueux, tantôt riants, tou-
» jours pittoresques, » etc. [1].

[1] Voici le texte allemand : « Die Luft ist gesund und häufig durch die Nord- und Südwinde erneuert, welche das Thal in seiner ganzen Länge durchwehen. Epidemische Krankheiten sind sehr selten. Die Umgegend ist landschaftlich grossartig, bald erhaben, bald lieblich, immer malerisch. Das Gebirge bietet sehr schöne, ernste Formen dar. Der Boden ist fruchtbar. Oestlich stösst ein kleiner, reizender Föhrenwald an, » etc.

Hôtels. Installations balnéaires.

Les établissements de Lavey sont tous groupés sur un même point, au bord du Rhône et au pied des rochers de Morcles, à cinq minutes environ de la source.

La chapelle, où se célèbrent les cultes protestant et catholique, s'élève au milieu d'une prairie ombragée non loin des hôtels.

Sur l'emplacement de la source on trouve un petit bâtiment en pierres grises renfermant l'installation des pompes qui, mues par le Rhône, élèvent l'eau thermale à la hauteur voulue pour couler dans les réservoirs ; cette maisonnette contient en outre les buvettes.

Lors de la découverte de la source, il avait été question de construire les hôtels bien plus loin, au milieu des prés et des ombrages du village de Lavey; mais on a craint que l'eau thermale, en parcourant un trajet d'environ 3 kilomètres, ne perdît de sa température, et l'on a eu bien raison, car c'est un fait d'observation générale que les effets thérapeutiques d'une eau thermale sont d'autant plus actifs que l'eau est utilisée plus près de son point de sortie du sol. La place choisie a de plus l'avantage d'être en pleine campagne, loin de toute habitation, c'est-à-dire dans les meilleures conditions hygiéniques et dans un air très pur sans cesse renouvelé, comme on l'a déjà fait remarquer, par le grand courant atmosphérique d'une vallée bien ouverte et dirigée du Sud-Est au Nord-Ouest. Un bois de pins qui existait à cet endroit a facilement été transformé en un parc. Ce bois, outre ses émanations balsamiques, offre l'avantage de n'être jamais humide et de donner un ombrage suffisant pour servir d'abri pendant les heures chaudes de la journée sans être dangereux comme celui d'autres arbres à feuillage plus serré.

Les hôtels, qui ont été bâtis successivement, ont d'abord appartenu à différents propriétaires; les Bains avaient aussi leur direction particulière; mais aujourd'hui une même Société possède tous les établissements et en confie l'administration à un seul gérant. De cette manière il n'y a plus aucun des inconvénients de la concurrence; le baigneur adresse ses demandes, comme ses réclamations, à un même bureau, et lorsqu'il s'agit de faire des améliorations, elles sont exécutées suivant un plan d'ensemble et en vue du bien général.

Les maisons d'habitation sont au nombre de trois :

L'hôtel principal comprenant 50 chambres de maîtres ;

La dépendance qui a 30 chambres, avec un rez-de-chaussée très apprécié par les personnes infirmes ou marchant avec difficulté ;

La maison des Bains et des Douches contenant 40 chambres. Cette dernière, qui renferme l'établissement balnéaire, a le grand avantage de permettre aux baigneurs de se rendre de leurs appartements aux cabines de bains sans s'exposer à l'air extérieur, chose très précieuse pour les personnes délicates. On a ajouté à ce bâtiment deux pavillons avec balcons et un étage au-dessus des douches. Les appartements de ces nouvelles constructions, très élevés de plafond et meublés avec un certain luxe, sont destinés à satisfaire les personnes habituées à beaucoup de confort. C'est dans l'aile droite de ce bâtiment que se trouvent les salles de consultation du médecin des Bains, ainsi que son appartement.

Le salon, la salle de lecture, les trois salles à manger, le café-restaurant avec billard, le bureau avec téléphone sont tous réunis dans l'hôtel principal. La nouvelle salle à manger, pour la première table, a été inaugurée au début de la saison de 1886.

Les plans annexés à la fin de la présente brochure donnent l'orientation des différents bâtiments et indiquent la distribution des chambres.

Le bureau des télégraphes est au rez-de-chaussée du bâtiment des Bains.

En dehors des constructions de la Société on trouve à louer deux ou trois chalets très bien aménagés pour familles et à proximité des bains. On peut encore se loger à St-Maurice ou au village de Lavey, mais à cette distance la cure ne saurait être faite que par des personnes peu malades et pouvant supporter un exercice fatigant, puisqu'il faut, en général, aller trois fois par jour à la source et que par la pluie il est dangereux de s'exposer à l'air et à l'humidité après les opérations balnéaires.

L'installation des Bains occupe deux étages; ceux des messieurs sont au rez-de-chaussée, et ceux des dames au-dessus. Les cabinets de bains sont dans de très bonnes conditions d'élévation, de sécheresse et d'aération; dans plusieurs de ces cabinets on a placé une douche en pluie au-dessus de la baignoire ou des tuyaux en caoutchouc pour irrigations locales.

Des cabinets spéciaux sont réservés pour la douche ascendante, le bain de vapeur, l'hydrofère, les pulvérisations, les inhalations et les douches locales d'eau thermale.

Les douches chaudes et froides sont données dans le bâtiment central de la maison des Bains; elles sont très bien organisées sur le modèle d'Aix, c'est-à-dire que l'eau froide et l'eau chaude aboutissent par deux conduits munis de robinets à un tuyau terminal, de sorte que le doucheur ou la doucheuse peuvent à volonté, et sans cesser leur massage, administrer une douche variant du très chaud au très froid en ouvrant plus ou moins les robinets. L'eau froide employée actuellement pour ces douches provient d'une source captée en 1885 dans la montagne tout près du village de Morcles, à 700 mètres environ au-dessus des Bains et fournissant près de 800 litres à la minute. Les travaux importants exécutés pour ce captage ayant parfaitement réussi, Lavey peut rivaliser maintenant avec les établissements d'hydrothérapie les plus en renom pour donner des douches à haute pression, aussi fortes et aussi froides que possible (cette source qui, à son point de départ dans la montagne, est à 6°, arrive aux bains à la température de 8° C.).

Outre les douches de l'établissement des Bains, il y a encore un petit bâtiment d'assez modeste apparence, situé tout au bord du Rhône, et où se trouvent, pour les traitements par l'eau froide seule : une douche en jet, une douche en arrosoir et une douche circulaire; deux piscines pour les enfants et les infirmes et un bain de vagues installé dans le lit même du fleuve et réunissant, aux avantages d'une température très basse, ceux du choc puissant qui résulte de la violence du courant. On obtient ainsi le double effet du bain et de la douche et une réaction bien plus rapide que par tous les autres moyens. C'est là un avantage exceptionnel, car on trouve difficilement une eau à la fois aussi froide, aussi mouvementée et aussi abondante que celle du Rhône à Lavey.

A toutes ces ressources balnéaires on a encore ajouté, il y a 3 ans, des bains de sable chauds à l'instar de ceux qui fonctionnent en Saxe, utilisant et chauffant à cet effet le sable très pur et très fin apporté en grande quantité par le Rhône. Les cabines destinées à ce service sont au rez-de-chaussée de l'une des ailes du bâtiment des bains.

Journée du baigneur. Cure. Régime.

Les heures matinales ont à Lavey un attrait qui leur est propre ; l'atmosphère y est alors d'une pureté remarquable ; la chaîne des glaciers du fond de la vallée étincelle aux premiers rayons du soleil et l'on ne saurait trop conseiller aux baigneurs de se lever tôt pour aller jouir de ce beau spectacle et respirer cet air vivifiant, d'autant plus qu'il est avantageux que la plus forte partie de la cure puisse être faite à jeun, l'organisme étant mieux disposé alors que plus tard.

Le premier acte de la journée est en général la boisson ; il est essentiel d'aller à la source même pour prendre l'eau, car il a toujours été recommandé de boire les eaux thermales aussi près que possible de leur point d'émergence. Pour celle de Lavey, en particulier, cette recommandation a une valeur absolue ; les gaz qu'elle contient à la sortie du griffon la rendent essentiellement digestive ; ces gaz étant très volatils se dégagent aisément et lorsqu'on porte l'eau à l'hôtel, il s'en perd une bonne quantité, même lorsqu'on fait usage d'une bouteille bien fermée. De plus, il a toujours été observé que la chaleur élevée de l'eau (46°), loin d'être désagréable, la rend plus facile à boire et à digérer. Cette digestibilité a surtout son importance pour les malades qui prennent l'eau sulfureuse mélangée à l'eau-mère, pour laquelle elle est un excellent véhicule. On parvient graduellement à en boire sans peine plusieurs verres; le nombre des verres varie, cela va sans dire, d'après la maladie et d'après le malade. Il y a des personnes qui arrivent dans leur journée à 40 ou 50 verres; mais c'est l'exception, et la moyenne est de 3 à 6 verres trois fois par jour. Il est bon de mettre un intervalle de cinq minutes au moins entre chaque verre et de prendre de l'exercice pendant ce temps. A ce point de vue, la distance qui sépare la source des hôtels et dont on se plaint parfois est, au contraire, un avantage, en rendant l'exercice obligatoire.

Après la boisson vient le bain ou la douche, car pour la plupart des baigneurs le médecin tient à ce qu'au moins un de ces actes soit accompli avant le premier repas. L'expérience a prouvé que ce n'est pas sans raison qu'autrefois, dans les anciens établissements de la Suisse allemande, tout ce qui avait rapport au traitement devait être fait à jeun; en effet, à ce moment-là, l'organisme se prête mieux à l'introduction des liquides, mais surtout le système nerveux est moins irritable. On supporte plus facilement une température basse, sans crainte de refroidissement, grâce à la chaleur emmagasinée pendant la nuit. Les bains peuvent ainsi être pris à un degré peu élevé, ce qui est moins débilitant; on n'éprouve pas non plus à la sortie ce sentiment de froid qui suit un bain très chaud, pris dans la journée, et de même la réaction après la douche s'opère d'une façon plus normale.

Cependant à toute règle il y a des exceptions, et pour les individus faibles ou épuisés par trop de fatigue, le sommeil du matin est parfois nécessaire pour réparer leurs forces. Beaucoup de personnes, anémiques ou chlorotiques, n'ont ni assez de chaleur en elles-mêmes, ni assez de réaction pour pouvoir faire la cure à jeun. Dans ce cas-là, il vaut mieux commencer la journée par un léger déjeuner qui donne l'excitation et l'énergie nécessaires pour pouvoir prendre vers dix heures un bain ou une douche avec profit.

Un conseil très important est de mettre environ une heure entre le dernier verre d'eau thermale et le déjeuner, du moins pour les adultes, car les enfants digèrent plus vite; du reste, cet intervalle est en général rempli par le bain ou la douche. Ce n'est pas que l'eau de Lavey soit d'une digestion longue ou difficile comme certaines eaux sulfureuses; on voit tous les jours des malades aller boire à la source immédiatement avant ou de suite après les repas sans aucun accident grave, mais cela entraîne souvent des malaises d'estomac qui obligent à un arrêt de quelques jours dans la cure et exigent une purgation. Il faut donc, pour éviter ces interruptions, se soumettre à une certaine méthode et à des prescriptions dictées par l'expérience.

Entre le premier déjeuner et les secondes opérations balnéaires, la flânerie en plein air, pour les enfants les jeux dans le bois de pins, pour les plus vaillants les promenades dans la vallée ou sur les pentes avoisinantes, devraient être considérées comme un puissant adjuvant de la cure. Ainsi qu'il a déjà été dit, le sol à Lavey est tellement dépourvu d'humidité qu'on peut s'établir au-dehors du moment qu'il ne pleut pas; il en est ici comme des stations maritimes où la vie sur la plage entre pour beaucoup dans l'effet salutaire des bains de mer.

Vers 10 heures, il faut de nouveau songer à sa cure; pour les personnes qui dînent à 11 $^1/_2$ heures, elles n'ont guère que le temps de retourner boire à la source et doivent remettre leur second bain ou la douche à l'après-midi, ce qui, du reste, n'a pas d'inconvénient, le repas du milieu du jour se faisant de bonne heure, et la digestion étant achevée vers 3 heures. On peut aussi retourner boire une troisième fois entre 4 $^1/_2$ et 5 heures, et souper à 5 $^1/_2$ heures. Ces heures de repas, plus commodes peut-être pour les opérations balnéaires, ont le désavantage de laisser peu de temps pour les promenades de l'après-midi et de donner des soirées fort longues.

Pour les personnes qui dînent à 12 $^1/_2$ heures, il vaut mieux avoir terminé bains et douches avant ce repas; car, lorsqu'on sort de table vers 2 heures, il n'est pas prudent de se mettre à l'eau avant 5 heures, moment où l'on doit retourner boire à la source. Comme le souper n'a lieu qu'à 7 heures, on a assez de temps pour faire des excursions lointaines et variées. On peut boire au retour sans danger un ou plusieurs verres d'eau thermale, même à un moment très rapproché du repas, parce qu'alors la transpiration ayant spolié le sang d'une portion de ses liquides, l'eau ingérée ne séjourne pas dans l'estomac, mais passe aussitôt dans la circulation veineuse.

A Lavey, la soirée proprement dite est très courte; comme on s'est levé de bon matin, on est fort content d'aller, dès 9 $^1/_2$ heures, chercher le repos qu'on a bien gagné en accomplissant consciencieusement sa cure. Ceci ne veut point dire qu'il n'y ait souvent aussi de joyeuses soirées où la musique, voire même la danse, n'amènent au salon jeunes et vieux, et que parfois, les jours de pluie, en réunissant tout le monde, ne se terminent de la façon la plus gaie.

Les enfants ont pour s'ébattre librement la grande véranda ou second salon, qui est spécialement réservée à leurs jeux. Mais, en général, lorsque le temps est beau, on préfère rester en plein air, ce que l'on peut faire sans aucun danger après le coucher du soleil, car la rosée est à peu près nulle et le vent qui souffle dans la vallée, de 10 heures du matin à 6 heures du soir, est entièrement tombé.

Ces dernières heures du jour ont un charme particulier à Lavey, et rien n'est plus beau que les effets d'ombre et de lumière produits par la lune sur les rochers d'en face, si ce n'est le reflet argenté de ses rayons sur les flots bouillonnants du Rhône.

On n'a pas pu imposer un régime alimentaire uniforme à Lavey, mais il ne faudrait pas en conclure qu'on doive s'y affranchir de tout régime. Les cures étant très diverses, on ne saurait soumettre tout le monde aux mêmes règles et l'on n'a pas pu établir une table de régime, ainsi qu'elle existe à Carlsbad, par exemple, ce modèle des stations thermales pour la rigueur qui y préside au choix des aliments dans tous les hôtels de la localité ; on n'y voit pas non plus, comme dans certains établissements de la Suisse allemande, la soupe traditionnelle du matin et du soir.

Le matin, au premier déjeuner, on a, au choix, du thé, du café au lait, du chocolat et du cacao, mais on ne saurait trop déconseiller le thé et le café aux personnes qui font une cure sulfureuse forte, par la raison que le traitement qu'elles suivent est excitant par lui-même ; il ne faut donc pas introduire d'autres causes d'excitation qui pourraient induire le médecin en erreur, en lui faisant mettre sur le compte des eaux ce qui devrait être attribué à une alimentation mal comprise. Le thé et le café ne s'allient pas non plus à un traitement hydrothérapique énergique par l'agitation nerveuse qu'ils provoquent ; les réactions se font, dans ce cas-là, d'une façon trop brusque, trop violente, et obligent alors à suspendre l'hydrothérapie plus tôt qu'il ne le faudrait.

Pas plus que pour le déjeuner, on n'a cherché à imiter pour les autres repas ce qui se fait ailleurs ; mais on s'est appliqué à trouver ce qui convient le mieux à la majorité des baigneurs ; partant de l'idée qu'il est plus hygiénique, surtout pour les personnes faibles et pour les enfants qui constituent une forte proportion de la clientèle de Lavey, de faire deux repas à peu près égaux, plutôt qu'un trop copieux, on a établi au milieu du jour un dîner substantiel mais sans surcharge, et le soir un souper qui ressemble fort à un dîner.

Le principe qui préside à la cuisine est de donner des mets d'excellente qualité apprêtés simplement, plutôt que des plats trop variés accommodés avec recherche; l'alimentation doit être tonique, abondante, afin de réparer les pertes qu'une cure fatigante, quelquefois spoliatrice, fait subir à l'organisme, mais il faut éviter de surcharger l'estomac comme cela arrive avec les mets qui tentent par leur nouveauté ou leurs condiments de haut goût.

Les malades qui boivent beaucoup d'eau thermale font bien de s'abstenir de salade et de crudités, car il faut avoir un très bon estomac pour bien digérer ce genre d'aliments pendant une cure où l'eau sulfureuse joue un rôle principal. La même recommandation s'applique aux personnes qui mélangent l'eau mère à l'eau thermale à dose purgative. On peut toutefois excepter des crudités en général : les fraises bien mûres, les pêches et les raisins, et, dans certains cas, la salade assaisonnée sans vinaigre; tandis qu'on ne saurait être trop sévère pour les cerises acides, les groseilles, les abricots, les pommes et les poires.

Les rhumatisants devraient s'abstenir de tous les acides sans exception.

Pour les malades atteints d'affections cutanées, le fromage, le beurre et les aliments trop gras sont certainement nuisibles, tandis que contrairement à l'opinion généralement admise ils conviennent parfaitement aux anémiques, aux lymphatiques, voire même aux scrofuleux.

Quant aux personnes faisant l'hydrothérapie simple, un régime doux et rafraîchissant peut leur être favorable, et les fruits, les crudités défendus à ceux qui boivent l'eau thermale, leur sont au contraire conseillés, car ils neutralisent les effets trop excitants que pourrait avoir une alimentation fortement reconstituante.

L'appétit est en général très bon aux bains de Lavey par le fait de la cure et de la vie au grand air; bien des malades sont étonnés de manger beaucoup plus que de coutume et de digérer des aliments dont ils devaient se priver chez eux. Les promenades favorisent cet appétit réveillé par la boisson de l'eau thermale, l'augmentent et le soutiennent. Elles sont donc très recommandées et l'on verra dans le chapitre suivant combien elles peuvent être variées et proportionnées aux forces d'un chacun.

Promenades.

Ces promenades ne sont pas classées, dans ce chapitre, par ordre géographique, c'est-à-dire par régions, mais elles sont groupées d'après leur longueur, ce qui importe surtout à des malades. Il est bien entendu qu'on ne prétend pas avoir donné ici un guide complet du promeneur, mais simplement des directions pour l'orienter et lui fournir une idée de la multiplicité des courses à faire; celles qui sont signalées peuvent être le point de départ d'excursions nouvelles plus longues et plus variées encore.

I. Promenades dans le voisinage immédiat des Bains.

1. **Cascade d'Eslex ou de l'Avençon de Morcles**, à dix minutes des Bains. On suit le chemin de la source;

après l'avoir dépassée on laisse à droite un petit bois dont les sentiers ont été tracés avec beaucoup d'art par M. le docteur Cossy, et, continuant la route à voitures de Morcles, on arrive à un pont d'où l'on a le plus joli point de vue sur cette cascade, alimentée par un torrent qui vient du pied de la dent de Morcles et forme, sur son trajet, trois chutes successives.

2. **Eslex**, dernier hameau du canton de Vaud, à un quart d'heure de la cascade. On gravit, pour y arriver, les premiers lacets de la route de Morcles, ombragés par de beaux châtaigniers. C'est une vue splendide du matin sur le fond de la vallée et sur les glaciers du Trient, très intéressante pour les peintres, à la fois par la grandeur des lignes et les teintes variées produites par les différents plans qu'offre la succession des nombreuses chaînes de montagnes qui ferment la vallée. On remarque, directement au-dessous et en face d'Eslex, une vaste étendue de plaine ressemblant à un chaos où des éboulements répétés ont apporté pêle-mêle, à différentes époques, des débris de rochers et des avalanches de boue.

3. **Village de Lavey.** Village riche et coquet, à 25 minutes des établissements, sur la même rive du Rhône que les bains mais en aval, situé au milieu de vastes prairies et de vergers, couronné par des forêts de sapins et de châtaigniers, et tellement caché dans la verdure que les étrangers ont parfois peine à le découvrir.

On y arrive :

1° Par un chemin de voitures qui se détache, à 10 minutes des Bains, de la grande route de Bex (rive droite du Rhône);

2° Par un sentier qui longe le pied du rocher, un peu plus court que le chemin précédent, mais souvent inondé par les nombreuses sources qui émergent à cet endroit;

3° Par le chemin dit du *Four à chaux* ou *Promenade Cossy,* plus long mais plus pittoresque, qui coupe le promontoire formé en cet endroit par le massif de Morcles; la montée est assez rapide pendant quelques instants, mais ensuite le sentier suit un plateau sous de beau châtaigniers d'où la vue sur la ville de Saint-Maurice est très jolie.

4. **St-Maurice.** Petite ville curieuse par son ancienneté et par sa position; adossée contre le rocher, dans un endroit où la vallée du Rhône est particulièrement étroite; à 20 minutes des Bains, par le nouveau pont de Lavey et la grande route du Valais, sur la rive gauche du Rhône; à trois quarts d'heure par la rive droite du Rhône et par l'ancien pont de St-Maurice qui relie les cantons de Vaud et du Valais, là où ils ne sont séparés que par un étroit défilé. Ce vieux pont est un des plus beaux points de vue de la Suisse, un des plus souvent dessinés, peints et photographiés. Les curiosités à visiter à St-Maurice sont : *l'Abbaye,* dont le clocher est du vieux style roman; elle renferme un trésor à juste titre renommé; l'*Hermitage* ou *Notre Dame du Scex,* qui semble suspendu à une paroi verticale de rocher et auquel on monte en un quart d'heure par un chemin en escaliers creusé dans le roc; la *Grotte des fées*, située au-dessus du vieux château de Saint-Maurice, tout près du vieux pont, où l'on arrive à un petit lac après avoir parcouru une curieuse galerie souterraine pendant un quart d'heure environ. Un peu plus loin, mais moins remarquable, la *Grotte de Saint-Martin.*

5. **Vérolliaz** (Verum locum), à un quart d'heure environ des Bains, entre ceux-ci et Saint-Maurice, mais

plus près de la montagne. Eglise bâtie à l'endroit même où la légion thébéenne fut acculée contre le Rhône et massacrée par l'ordre de l'empereur Maximien. On y conserva longtemps des reliques, transportées maintenant à l'Abbaye de Saint-Maurice; l'on y fait encore aujourd'hui des pèlerinages. Elle sert de chapelle à un orphelinat dont les bâtiments sont avoisinants.

6. **Les Cases ou Bas-Serre**, à 18 minutes de Vérolliaz, au pied de la montagne. Petit hameau bâti à l'endroit où un torrent, dit le Bonvoisin, surgit d'une gorge assez rétrécie, dans la vallée du Rhône. Le pont rustique lancé sur des blocs de rochers est d'un effet très pittoresque.

7. **Epinassey**, petit village à 35 minutes des Bains, au pied de la montagne de Mex; prairies très riches en fleurs. Magnifiques ombrages : noyers et châtaigniers.

Promenades d'une durée de 1 ½ h. à 3 heures.

1° *Sur la rive gauche du Rhône.*

8. **La ferme des Crêtes**, à une heure de Lavey, située au-dessus d'Epinassey, sur le sommet d'un mamelon. On y arrive par un chemin qui se détache de celui d'Epinassey, à 10 minutes avant ce village; la montée est d'une demi-heure environ, dans un beau bois de sapins. On peut redescendre par un chemin plus prompt mais plus abrupt qui aboutit à l'entrée de la gorge du torrent dit Barthélemy, à l'une des extrémités du Bois-Noir.

9. **Bois-Noir**, forêt de pins s'étendant à droite et à gauche de la grand'route du Valais, détruite en partie par des avalanches de pierres et de boue provenant de

l'éboulement d'un des flancs de la dent du Midi. Entrée de la forêt à un quart d'heure des Bains; il faut environ une heure pour atteindre les portions les plus belles qui touchent au village de la Rasse.

10. **La Rasse**, à une heure de Lavey. Village d'un aspect tout italien, avec des ponts, des prises d'eau, des vignes formant tonnelles et une petite chapelle plantée sur un rocher dont les parois lui font murailles de plusieurs côtés. Le Barthélemy, torrent fort dangereux par les fréquents désastres qu'il occasionne, sort d'une gorge sauvage au pied de sombres forêts, au-dessus du village, et donne à ce paysage le cachet de ceux des hautes Alpes. On arrive à La Rasse de diverses manières: par plusieurs sentiers coupant le Bois-Noir en diagonale; par Epinassey et un très joli chemin longeant la montagne; et aussi par la grande route de Sion jusqu'à Evionnaz, d'où part à droite une route moins large, mais praticable pour les voitures.

11. **Mex**, à deux heures des Bains. Village très curieux, entouré de palissades, à une altitude de 1100^{m}. On y monte par un chemin raide et très pierreux qui part de la Rasse, sur la rive gauche du Barthélemy. La course est plus belle quand on revient par Vérossaz en traversant ainsi dans toute sa longueur le plateau qui domine la vallée, entre la Rasse et Vérossaz, au-dessus d'une paroi de rochers à pic où se trouvent de beaux pâturages et le hameau des Planets. En quittant le chemin de Mex à une demi-heure environ au-dessus de la Rasse, on peut prendre un sentier horizontal se dirigeant vers la dent du Midi, pour arriver aux sources du Barthélemy, au milieu d'un amphithéâtre de rochers assez semblable à celui si classique du Creux de Champs aux Ormonts; mais il est prudent de ne pas s'aventurer sans guide dans ce sentier, qui longe des

précipices et qui parfois est fort glissant après les pluies.

12. **Verossaz**, à 1 $^1/_4$ heure des Bains. Village pittoresque couronné de grandes forêts au pied de la dent du Midi, situé sur un plateau élevé et d'une grande étendue, d'où la vue est magnifique; autrefois lieu de retraite de l'empereur Sigismond de Bourgogne, comme l'atteste un monument érigé dans le cimetière de l'église. On monte à Vérossaz par un chemin à mulets partant des Cases sur la rive gauche du Bonvoisin; on redescend ordinairement par le sentier de la Grotte-des-Fées aboutissant au château de St-Maurice; mais on peut aussi traverser tout le plateau jusqu'à Daviaz et redescendre au milieu des bois de châtaigniers jusqu'au village de Massongex, qui se trouve sur la grande route entre St-Maurice et Monthey, ou bien encore prendre entre Daviaz et Massongex à la ferme de Fontanez un sentier rapide qui mène à travers les prés plus vite à St-Maurice.

13. **Daviaz**, course presque semblable sur le même plateau, mais un peu plus sur le versant qui regarde le canton de Vaud. Belle vue sur le lac et sur les montagnes d'en face: Villars, Chamossaire, l'entrée de la vallée des Ormonts, les vignobles d'Yvorne, etc. C'est le point de départ de plusieurs belles courses de montagnes. On arrive à Daviaz par Vérossaz, par la Grotte-des-Fées ou par Massongex.

14. **Les Mayens de St-Maurice**. On appelle Mayens les chalets des montagnes du Valais où les habitants de la plaine vont passer les chaleurs de l'été. Les Mayens de St-Maurice sont à une heure environ au-dessus de Daviaz, sur le versant septentrional de la petite dent du Midi, au pied des grandes forêts de la

commune, ce qui rend ce séjour admirable pendant les mois chauds; vue splendide sur les montagnes du Val d'Illiers, sur le Bas-Valais, sur le lac de Genève et sur le canton de Vaud, de Bex à Lausanne.

15. De Daviaz on peut encore aller, en 2 heures, au **Val d'Illiers** en longeant la montagne à mi-hauteur et en passant par Choëx et Massillon. Cette course, qu'on ne saurait trop recommander aux bons marcheurs, offre des points de vue excessivement variés : tantôt sur la vallée du Rhône et le massif de Morcles, tantôt sur la chaîne vaudoise des Muverans, des Diablerets, d'Argentine, de Chamossaire, etc.; tantôt sur les sept pointes de la dent du Midi et sur les sommets du Val d'Illiers.

2° *Sur la rive droite du Rhône.*

16. **Le Tour du Rocher**, course d'environ 2 $^1/_2$ h. Départ par un sentier qui monte derrière la vacherie des bains et qui est le chemin le plus rapide pour aller à Morcles; on quitte ce sentier après une ascension d'environ une demi-heure, au moment où l'on trouve un chemin qui longe horizontalement la base du rocher de Dailly; on tourne alors à gauche pour revenir par la hauteur, au milieu des sapins, et redescendre sur le village de Lavey. Beaux points de vue sur la vallée du Rhône et sur le lac de Genève.

17. **Chiètres**, à 1 heure des Bains. Petit hameau dont les quelques maisons sont dispersées sur un vaste plateau, au milieu d'une forêt de châtaigniers. Les pentes méridionales sont couvertes de grands et riches vignobles. Très belle vue sur la dent du Midi et sur la vallée du Rhône. On y arrive par le village de Lavey; par la ferme des Chenalettes et Vasselin; par un che-

min qui monte vis-à-vis du vieux pont de St-Maurice au-dessus du poste de gendarmerie (côté vaudois), ou encore par un sentier qui quitte la grande route de St-Maurice à Bex, au-dessous des rochers de Sous-Vent.

18. **Tour de Duin.** 1 $^1/_2$ heure des Bains. On y arrive par le village de Lavey, la Pâtissière et le Châtel, au travers de prairies et de vergers, vrai parc anglais que la nature a tracé. La tour recouverte de lierre et quelques pans de murs sont les seuls restes d'un château bâti au XIIe siècle. Elle se dresse au sommet de la colline, au milieu d'un bois de châtaigniers et domine la plaine de Bex.

19. **Le Mauvais pas**, dit *la Crottaz*, sentier assez étroit qui mène des maisons du hameau d'Eslex, en une heure environ, aux villages de Collonges et de Dorenaz en surplombant le Rhône. Autrefois on n'y passait pas sans danger, mais des travaux l'ont rendu très praticable pour les personnes qui ne sont pas sujettes au vertige. Il offre des points de vue de toute beauté sur le fleuve et sur les montagnes d'en face. On trouve au village de Collonges un pont par lequel on peut traverser le Rhône pour revenir aux Bains par la grande route du Valais en 1 $^1/_2$ heure. Ne pas faire la course en sens inverse, car à la sortie du village de Collonges le sentier qui conduit à Lavey est difficile à trouver au milieu des taillis.

Les amateurs de botanique feront bien d'aller de Collonges à Follaterres, à 1 $^1/_2$ h. plus loin ; c'est un promontoire formé par le massif de Fully qui s'avance dans la vallée en face de Martigny et qui est comme un angle aigu que le Rhône est obligé de contourner. Cette position particulière, à une altitude peu considérable, permet d'embrasser une vue très étendue dans les deux directions de la vallée du Rhône. La flore y est exceptionnelle ; on y trouve beaucoup de fleurs des régions méridionales qu'on ne voit nulle part ailleurs en Suisse. C'est le point le plus chaud de toute la région.

20. **Village de Morcles**, à 1 $^1/_2$ heure par le sentier le plus direct, à 3 heures par la grand'route. Petit village de montagne à une altitude de 1165 mètres, situé sous la dent de Morcles, en face du massif de la dent du Midi. Le sentier le plus direct et aussi le plus rapide, pour piétons uniquement, commence derrière la laiterie des Bains ; un second chemin (à mulets) part du village de Lavey et se fusionne avec le précédent au pied du rocher de Dailly ; un troisième, dit chemin des vignes, a son point de départ sur la rive droite de la cascade d'Eslex ; enfin un quatrième passe par Eslex ; c'est la grand'route de voitures. Pour bien faire la course, il faut monter par un des sentiers rapides et redescendre par la grand'route, beaucoup plus belle à cause de ses points de vue sur la vallée du Rhône, du côté de Martigny. Remarquer, en revenant, la chute supérieure de l'Avençon de Morcles, dite la belle Inconnue.

A 25 minutes plus haut que le village de Morcles, on a bâti sur le rocher de Dailly un hôtel-pension où l'on jouit d'un air particulièrement pur et qui a le rare avantage d'avoir des bois à proximité ; tout près se trouvent deux beaux points de vue : l'un sur les Bains de Lavey et la vallée du Rhône, l'autre sur le lac.

Promenades à faire en voiture.

(Le temps indiqué est celui qu'on met en voiture et non plus à pied.)

21. **Bex**, grand et beau village à 30 minutes des Bains ; aller par St-Maurice, retour par le Châtel et le

village de Lavey. De Bex on peut se faire conduire: *au Grand hôtel des Salines; au Bévieux; au Bouillet* (mines de sel); *aux Gorges de l'Avençon*, très remarquables, chemin de piétons conduisant à Frenières; *au village de Frenières, aux Plans de Frenières* et *à Gryon.*

22. **Ollon**, à 1 ¹/₄ h. des Bains. Riche village situé au milieu de beaux vergers, très abrité contre les vents du Nord. Point de départ de la montée de Chésières et de Villars, séjours de montagnes très appréciés pendant les chaleurs.

23. **St-Triphon**, 1 ¹/₄ h. des Bains. Monter à la tour pour jouir d'une vue splendide, surtout au coucher du soleil. La vallée du Rhône se trouvant élargie en cet endroit, on a devant soi tout l'amphithéâtre des massifs de montagnes qui entourent cette partie de la vallée.

24. **Aigle**, 1 ¹/₄ h. des Bains. Belle vue sur la dent du Midi. Nombreux hôtels et pensions. Grand hôtel à ¹/₄ d'heure de la ville. Point de départ pour les Ormonts, Leysin, la Comballaz, et pour l'Oberland bernois en passant par Château-d'Œx ou le Col du Pillon.

25. **Choëx**, 1 h. 20 m. des Bains. Pour y arriver, on prend la route de St-Maurice à Monthey, qu'on quitte à l'entrée de cette petite ville; très belle montée dans un bois de châtaigniers; aller jusqu'à l'église pour admirer la vue.

26. **Monthey**, petite ville industrielle à 45 min. des Bains. Aller par St-Maurice et Massongex et revenir soit par le pont de Massongex et la route de Bex, soit par le pont de Colombey, St-Triphon et Bex. Visiter la verrerie, les blocs erratiques et le couvent cloîtré de

Colombey. Monthey est le point de départ des routes qui mènent aux bains de Morgins (4 lieues) et dans le Val d'Illiers (Trois-Torrents, 1 lieue; Illiers, 2 lieues; Champéry, 3 lieues).

27. **Dorennaz**, à 1 h. des Bains, mines d'ardoises et d'anthracite; vue très belle sur la cascade de Pissevache. On y arrive par la grand'route de St-Maurice à Sion, que l'on quitte à la gare d'Evionnaz pour traverser le Rhône sur un très beau pont et prendre une route de campagne au milieu des prés et des vergers.

28. **Cascade de Pissevache**, à $^3/_4$ d'heure des Bains; une des plus belles de la Suisse, visitée par tous les touristes; sur la route de St-Maurice à Martigny.

29. **Gorges du Trient**, près de Vernayaz, à 1 h. des Bains, très remarquables, assez semblables à celles de Pfeffers et attirant un grand nombre d'étrangers. On prend des billets d'entrée au *Grand hôtel des Gorges du Trient*, à proximité des gorges.

De là on peut, en une heure, monter au petit village de Salvan par un chemin des plus pittoresques, dont les lacets passent sur une série de ponts jetés sur le torrent. On peut prendre, pour faire cette ascension, des petites voitures à 2 ou à 4 roues au grand hôtel des Gorges. C'est le chemin le plus direct pour Chamounix. Des Gorges du Trient par Salvan à Chamounix, 8 lieues.

30. **Martigny-Ville**, à 1 $^1/_4$ h. des Bains, à l'endroit où la vallée du Rhône décrit un angle aigu abandonnant la direction S.-E. pour prendre la direction N.-E. Point de départ de nombreuses courses dans le massif du Mont-Blanc par le côté oriental. Grand concours d'étrangers. Visiter le château de la Bâtiaz, d'où l'on a une belle vue sur les Alpes bernoises. *Martigny-Bourg*,

à 10 minutes de la ville, d'où part la route de la Forclaz qui mène à Chamounix par la Tête-Noire ou le Col de Balme et celle de l'Italie par le Mont Saint-Bernard.

31. **Gorges de Durnand**, à 3/4 d'heure de Martigny, tout aussi curieuses que celle du Trient; moins resserrées, remarquables par les nombreux affluents du torrent principal, qui tombent en cascade et dont l'écume blanche fait beaucoup d'effet sur des rochers d'ardoise noire.

32. **Sembrancher**, à 2 heures de Martigny, d'où l'on peut aller en voiture au *Grand St-Bernard* par Orsières et Liddes; au *val Ferret* par Praz-de-Fort, ou dans la *vallée de Bagnes.*

Courses de montagnes.

Salvan par Guerroz (départ des Gorges du Trient); à 2 heures environ de Vernayaz. Monter par la rive droite du Trient, chemin raide et rocailleux. Visiter les Gorges du Triège et redescendre par la route de Salvan pour voitures.

Cascade du Daillet, très admirée, formée, comme celle de Pissevache, par la Salanche, mais plus près de sa source et plus haut, au milieu d'un paysage des plus alpestre et pittoresque. On y arrive par le grand chemin de Salvan, qu'on quitte environ dix minutes avant le village pour prendre à droite un sentier horizontal.

La Creusaz, à 2 1/2 h. au-dessus de Salvan; vue exceptionnellement belle sur la chaîne du Mont-Blanc, course trop peu connue et très recommandée; la montée peut se faire à cheval ou à mulet.

Le lac Champex, à 3 heures au-dessus des gorges de Durnand, lac de montagne des mieux encadré; vue splendide sur le Velan et le Combin. Le chemin le plus court pour monter est le sentier qui part du fond de la partie exploitée des gorges; on peut redescendre en trois quarts d'heure par un sentier très raide sur Orsières.

Pierre-à-Voir, à 5 h. de Martigny, par la montagne de Chemin. Vue de glaciers très étendue; descente sur Saxon ou sur Bagnes.

Glacier du Trient. Montée de 3 h. en voiture jusqu'au col de la Forclaz, de là 1 heure à pied jusqu'au glacier, par un chemin des plus faciles. C'est une course à la portée des enfants.

Salantin, ascension assez ingrate.

Salanfe, à 5 h. des Bains de Lavey; départ de la Rasse, retour par Salvan; pâturage magnifique, le plus étendu de toute la Suisse, d'une lieue carrée environ.

Plex, montée de 2 h. au-dessus de Collonges. Belle forêt; la fontaine de Moïse à demi-heure de là.

Lacs de Fully, près du sommet du même nom. On y va d'ordinaire par Morcles (4 heures). Retour par Dorennaz ou par les villages de Fully ou de Brançon.

Col de Javernaz, pâturages à 2 $^1/_2$ h. au-dessus de Morcles. Endroit très réputé pour sa flore alpestre. Du sommet du col on peut redescendre sur Frenières et Bex. La course est moins fatigante en sens inverse, c'est-à-dire en partant des Plans de Frenières par la nouvelle route carrossable faite par l'Etat de Vaud pour l'exploitation de ses forêts et en redescendant sur Morcles et Lavey.

Dent de Morcles (2938 m. d'altitude), à 5 heures au-dessus du village de Morcles. Ascension assez rude. Vue très étendue sur les Alpes bernoises et savoisiennes.

Chamossaire (2113 m.), à 2 h. au-dessus de Villars, course peu fatigante, panorama très étendu. Ravissant lac des Chavonnes, non loin du sommet.

La petite Dent du Midi ou Vallerette (2065 m.), au pied de la dent du Midi; montée de 3 h. par Daviaz, descente sur Vérossaz; course plus intéressante comme étude de rochers que comme vue étendue, à cause de la proximité trop grande de la dent du Midi.

Dent du Midi. Course de deux jours. Départ de Champéry ou de Salvan; vue moins étendue que de la dent de Morcles, mais ascension de haute montagne très intéressante.

Lac de Taney, par Vouvry et Miex.

On s'est borné à indiquer ici les courses de montagne dont le point de départ est rapproché des Bains de Lavey et qui, pour la plupart, sont très faciles à faire et ne dépassent pas la limite d'une journée; mais il y aurait encore beaucoup d'autres excursions à signaler, car la vallée du Rhône est le point de départ d'un grand nombre de courses. Gryon, les Plans de Frenières, les Ormonts, Leysin, Villars déjà cités comme courses en voiture peuvent également être considérés comme promenades de piétons, d'autant plus qu'à côté de la grand'route il y a des sentiers plus rapides.

Quelques conseils d'hygiène avant et après la cure.

A quel moment de l'année vaut-il mieux venir à Lavey?

Cette question n'est pas oiseuse, car dans cette station les bains étant ouverts du 15 mai au 1er octobre, la saison est assez longue pour que l'on puisse choisir le moment de sa cure.

La plupart des rhumatisants, les herpétiques en état de faire une cure active, les scrofuleux à forme torpide, les personnes atteintes de catarrhes des muqueuses, celles qui souffrent de suites de fièvres éruptives, les individus pour lesquels il y a profit que la peau fonctionne énergiquement, devront tous choisir de préférence les mois de juillet et d'août, la chaleur leur étant favorable, tandis qu'au contraire les anémiques, les chlorotiques, les gens nerveux, les scrofuleux affaiblis par de longues suppurations, feront mieux de venir en mai, en juin et en septembre, afin d'éviter toute cause de déperdition de forces et de bénéficier d'un air plus frais et plus tonique.

Pour les malades de la vessie, il est bon de savoir que les cures sont plus énergiques lorsqu'il ne fait pas chaud, parce qu'alors la peau fonctionnant moins, il passe plus de liquide par le réservoir vésical; mais, par contre, certaines affections de la vessie étant d'origine rhumatismale bénéficient de la chaleur comme toutes les autres formes de rhumatisme.

Le choix du moment de la saison où l'on doit faire la cure sera donc subordonné à l'espèce de maladie qu'il s'agit de traiter; mais une question souvent plus importante et plus difficile à résoudre est de savoir quelle est la période du mal où les bains seront le plus fructueux.

En effet, dans les maladies chroniques qui forment la plus grande partie de la clientèle des eaux thermales et qui procèdent, en général, par crises d'acuité, alternant avec des moments de répit, la règle adoptée avec raison par les médecins est de préférer pour la cure le temps le plus éloigné possible d'un état inflammatoire; mais, en pratique, cette règle n'est pas toujours applicable, les bains n'étant ouverts que pendant quelques mois d'été, dans certaines stations de montagne seulement pendant quelques semaines. On est donc souvent obligé, pour ne pas remettre d'une année une cure dont on attend grand bien, d'envoyer le malade avant que la période aiguë ne soit terminée. C'est alors affaire au médecin de s'ingénier à combiner un traitement doux, propre à calmer l'inflammation. A Lavey, grâce aux ressources multiples dont on dispose, cela est plus facile que dans bien d'autres endroits; on administre, dans ce cas, au début, des bains calmants, on insiste sur le traitement interne prescrit à dose altérante; la constitution se modifie et petit à petit on peut arriver à un traitement externe énergique qui ne produit plus de réactions trop vives, sans être moins efficace pour cela.

Y a-t-il avantage à préparer une cure par un régime spécial ?

Dans le siècle dernier, on faisait précéder un traitement balnéaire de fortes purgations et l'on aurait cru tout perdu si l'on n'avait commencé par chasser les humeurs au moyen de dépuratifs et d'évacuants; maintenant, les choses ont changé et l'on est peut-être tombé dans l'extrême contraire. La crainte de la débilitation domine tout en médecine, et le praticien qui dirait à ses clients de se soumettre à un régime préliminaire semblerait aussi arriéré que celui qui prescrirait à la fin de chaque cure les ventouses traditionnelles d'autrefois. Cependant, sans retourner aux idées du siècle dernier, il y aurait souvent profit à ne pas arriver aux eaux dans toute l'agitation du courant de la vie habituelle, mais à faire précéder la cure de quelques jours de repos et d'un régime adoucissant. Au début de certaines cures il est quelquefois bon de faire usage de boissons purgatives.

De quelle durée doit être la cure ?

L'idée sacramentelle des 21 jours vient suivant les uns de la notion d'Hippocrate sur les jours critiques, suivant les autres du fait que les femmes ne peuvent disposer que de ce nombre de jours entre deux menstruations; mais ce qu'il y a de certain, c'est que l'esprit humain n'aime pas l'indéfini et que les malades, en venant aux bains, veulent presque tous que la durée de leur cure soit déterminée à l'avance.

On arrive pourtant petit à petit à comprendre que le temps d'une cure doit varier avec l'espèce de maladie et la nature du malade. A Lavey, où l'on traite des affections très diverses, il est peut-être encore plus difficile qu'ailleurs d'établir des règles fixes. Il y a telles personnes souffrant d'un rhumatisme léger ou d'une sciatique, auxquelles 15 jours de cure suffisent; telles autres chez qui l'on désire la réapparition d'un exanthème mal évolué ou le retour d'une manifestation cutanée disparue trop promptement, telle autre qui n'a besoin que d'un traitement préventif en vue d'améliorer sa constitution, à qui la cure de 21 jours suffit amplement; mais un grand nombre de baigneurs de Lavey ne sont pas dans ces conditions; ils sont atteints de maladies osseuses ou articulaires, du mal de Pott, de tumeurs blanches, etc.; là il ne s'agit plus de donner simplement une direction meilleure à un courant vicieux, mais il faut agir d'une façon soutenue en introduisant dans l'organisme des éléments nouveaux; c'est donc une action médicamenteuse lente et persévérante, qui est nécessaire, afin que l'économie absorbe la plus grande quantité possible de principes actifs. Le mouvement une fois communiqué, il s'agit d'en profiter pour expulser des séquestres, pour cicatriser des fistules, et cela obtenu, il y a encore avantage à rester aux bains, afin de prolonger l'impulsion salutaire, de tonifier la constitution et de la mettre à l'abri des récidives. Pour les traitements de ce genre, ce n'est pas 21 jours qu'il faut, mais 5 à 6 semaines, ou même une saison entière de 3 mois, avec une interruption au milieu de la cure; ou bien encore deux séries de 3 à 4 semaines, l'une au commencement et l'autre à la fin de l'été, avec un séjour de montagne entre deux, pendant les chaleurs. Les familles hésitent en général devant des traitements aussi prolongés; mais le sacrifice accompli, on ne le regrette jamais.

Somme toute, cette question de la durée de la cure est souvent chose délicate et doit être laissée à la sagacité et à l'honnêteté du médecin; il n'y a que lui qui puisse décider jusqu'à quel point on peut pousser un traitement sans abuser des forces de l'individu et qui soit à même de juger s'il y a une fatigue réelle qui exige la suppression des opérations balnéaires, ou s'il s'agit simplement de ce qu'on appelle la saturation ou d'un peu de fièvre thermale, circonstances qui ne contre-indiquent pas une prolongation. Quant au malade, on ne saurait trop lui recommander de ne pas brusquer la terminaison de son traitement pour des raisons secondaires, dont l'importance ne peut pas être mise en ligne de compte avec le prix de la santé; qu'il se dise que la médecine thermale est le plus puissant moyen dont on dispose pour modifier une maladie chronique et pour tenir en échec cette cause inconnue qui, dans les cachexies et les diathèses, s'oppose aux effets curateurs de la plupart des substances pharmaceutiques; et, qu'employée dans le jeune âge, c'est la plus puissante des médications préventives.

On demande souvent encore au médecin d'une station balnéaire ce qu'il est permis de faire après une cure, combien de temps de repos on doit laisser écouler avant de prendre des bains ordinaires, des bains froids ou des bains de mer?

Ici encore point de règle fixe. Il y a tel cas où la cure ayant eu pour but de fortifier la peau contre les refroidissements et les rhumatismes, il y aura grand profit à faire usage de douches ou de bains froids après la cure thermale, c'est même le moyen de prolonger et de conserver ses bons effets. Il y a tel cas de chlorose ou d'anémie où la cure ayant donné une secousse heureuse aux forces vitales, ce sera précisément le moment de recourir aux eaux ferrugineuses qui pourront maintenant être assimilées, ou à l'hydrothérapie, dont les réactions seront bien plus franches. Il y a tel cas de lymphatisme ou de scrofule où les bains de mer viendront à propos compléter l'action de Lavey, soit que la cure ait été peu fatigante, soit que les ganglions ayant suppuré ou s'étant résorbés, les bains de mer seront alors sans danger.

Toutefois, il est bon que les malades sachent qu'en général, après une cure active de Lavey, il est essentiel de laisser passer l'excitation et tomber la fatigue que peut avoir provoquées le traitement; pour cela, rien de mieux que de ne pas reprendre immédiatement l'activité de la vie, mais de s'en aller à la montagne ou en pleine campagne respirer un air pur et vivifiant pendant deux ou trois semaines, en menant une vie en quelque sorte végétative. Les promenades devront être très modérées et les ascensions de montagne proprement dites, ou les voyages de touriste, tout à fait défendus, à cause de la possibilité des refroidissements à un moment où la peau a été sensibilisée par les bains chauds et où l'on a à réparer les fatigues du traitement. Si les baigneurs venus de l'étranger tiennent absolument à ne pas quitter la Suisse avant d'avoir escaladé tel ou tel sommet, objet de leurs désirs, il est préférable d'accomplir cette prouesse au milieu de la cure, ou, mieux encore, avant de l'entreprendre.

Une autre raison pour laquelle il est bon, en général, de ne pas faire suivre la cure de Lavey d'une seconde cure similaire ou différente, c'est que les eaux de Lavey, comme toutes les eaux thermales vraiment actives, ont, outre leurs manifestations immédiates, des effets à longue portée que l'on constate après six semaines, deux mois et plus. Il ne faut pas neutraliser cette action consécutive (apparition de furoncles, d'exanthèmes, d'hémorroïdes; dégorgement des ganglions, désobstruction des viscères, etc.), par d'autres traitements, ce qui pourrait être très préjudiciable.

Ressources thérapeutiques de l'établissement de Lavey. [1]

Voici l'analyse de l'eau de Lavey, telle qu'elle a été faite à l'Académie de Lausanne, par M. Baup; celle ob-

[1] Les lignes qui suivent sur l'action des eaux de Lavey, ainsi que les indications et contre-indications de leur emploi, sont extraites de l'ouvrage du docteur Suchard, intitulé : *Les eaux thermales de Lavey et leur valeur thérapeutique.* — Paris et Lausanne, 1881. — C'est à cette publication qu'il faudrait s'adresser pour renseignements plus complets et plus scientifiques.

tenue en 1874 par M. Borel, pharmacien à Bex, offrait des différences presque sans valeur.

Analyse chimique sur 1000 grammes.

	Centimètres cubes.	
Gaz acide sulfhydrique . . .	3,51	à 0° et 0,76 mt.
Gaz acide carbonique . . .	4,34	
Gaz azote	27,80	

	Grammes.
Chlorure de potassium	0,0034
» de sodium	0,3633
» de lithium	0,0056
» de calcium	0,0015
» de magnésium	0,0045
Sulfate de soude anhydre	[1] 0,7033
» de magnésie anhydre	0,0068
» de chaux anhydre	0,0907
» de strontiane	0,0023
Carbonate de chaux	0,0730
» de magnésie	0,0018
Silice	0,0566
	1,3128

Brome	traces ou quantités indéterminées.
Iode.	
Fluorure de calcium .	
Phosphate de chaux .	
Oxyde de fer . . .	
» de manganèse	
Matière extractive. .	

[1] Avec eau de cristallisation :

Sulfate de soude	1,5825
» de magnésie	0,0140
» de chaux	0,1147

La température de l'eau thermale, à la buvette, est en général de 46° centigrades pendant le mois de mai et les trois premières semaines de juin; de 44° $^1/_2$ c. pendant les mois de juillet et d'août et de 46° $^1/_2$ c. en septembre. Toutes les fois que nous en avons fait prendre au fond du puits, elle avait environ 5 degrés de plus. C'est donc une des eaux les plus chaudes de la Suisse, puisqu'elle rivalise par la température avec Louëche et Baden en Argovie; or, les différentes sources de Louëche ont de 36° à 51° c., et celles de Baden de 46° à 50° c.

Sa pesanteur spécifique, prise à 15°, est = 1,00114.

Ainsi composée, l'eau de Lavey est à la fois sulfatée et sulfureuse; elle est aussi chlorurée. Le docteur Gsell-Fels, dans son ouvrage sur les bains de la Suisse, qui est le travail le plus récent et certainement le plus consciencieux sur la balnéologie suisse, en fait une source thermale sulfureuse et chlorurée sodique *(Schwefelkochsalz Therme)*. Les éléments constitutifs prépondérants sont le sulfate de soude et le chlorure de sodium; les gaz acide sulfhydrique et acide carbonique y sont en quantités à peu près égales et l'azote en proportion sept fois plus considérable.

L'eau de Lavey est claire et limpide; recueillie dans un verre, on y remarque deux espèces de bulles : les unes montant rapidement comme le fait l'azote, les autres plus lentement, comme l'acide carbonique. Elle a une saveur saline et de soufre, qui est suffisamment masquée par sa haute température et par l'acide carbonique pour n'être pas désagréable, et pour que la plupart des baigneurs s'y habituent et la digèrent facilement. Elle fait éprouver à l'estomac une sensation de chaleur agréable ; elle ne donne aucune impression de pesanteur, ne provoque ni éructations, ni nausées, et passe très rapidement, même quand les fonctions stomacales sont languissantes; son action sur les voies digestives est donc bien différente de celle d'une eau ordinaire chauffée artificiellement à égale température. Elle augmente l'appétit d'une façon notable.

Si l'eau de Lavey agit sur les voies digestives, elle agit non moins sûrement sur la peau; les personnes qui en boivent deux ou trois verres éprouvent aussitôt une chaleur générale; leur peau paraît plus rouge, plus animée, comme si la circulation se faisait beaucoup mieux dans les vaisseaux capillaires; des gouttelettes de sueur apparaissent, quelle que soit la température ambiante, et la transpiration augmente de jour en jour pendant la durée de la cure, ce qui prouve bien que l'eau de Lavey est franchement sudorifique.

Elle a en outre une action excitante sur les bronches et le poumon; elle est expectorante plus qu'une boisson chaude d'égale température et termine rapidement les bronchites.

L'eau de Lavey est diurétique par action sur les reins, fait bien connu, sur lequel il n'est pas nécessaire d'insister; mais elle agit aussi sur la muqueuse des voies urinaires, ce qui explique ses effets remarquables dans les catarrhes vésicaux.

Les effets du bain ne sont pas moins intéressants que ceux de la boisson. On y ressent une chaleur bienfaisante; l'eau paraît plus onctueuse que de l'eau ordinaire et le bain peut être prolongé très longtemps sans qu'il produise de fatigue et sans qu'il laisse cette sensibilité au froid, dont on est péniblement impressionné après un bain tiède ordinaire. Mais c'est principalement sur les surfaces malades que les résultats sont manifestes. Les éruptions cutanées s'enflamment légèrement; il se produit pendant les premiers jours de la cure une certaine cuisson de la peau, un certain retour du mal; les plaies deviennent vermeilles, se détergent, bourgeonnent et se cicatrisent rapidement, même quand elles étaient depuis longtemps inertes et fongueuses. L'eau de Lavey est donc cicatrisante, chirurgicale par excellence et cela quelle que soit la diathèse de l'individu, quelle que soit l'origine de la plaie ; il y a tel cas où il y a même danger à laisser la cicatrisation se faire si vite.

La poussée est à Lavey un phénomène non pas constant, mais assez habituel ; elle semble être surtout en rapport avec la durée du bain. Ainsi, elle se produit presque toujours chez les malades de l'hôpital qui se baignent régulièrement et restent dans l'eau deux heures le matin et deux heures l'après-midi. La forme la plus habituelle de la poussée, à Lavey, est un exanthème assez semblable à une rougeole boutonneuse avec desquamation très manifeste ; la forme acnéique, ou même furonculeuse, se rencontre plus rarement. Chez les malades baignés dans un mélange d'eau thermale et d'eau mère, il y a une poussée plus complexe.

Les eaux mères, dont on fait usage à Lavey, proviennent des salines du Bévieux, à Bex, où se fabrique le sel dont on se sert dans le canton de Vaud. L'Etat de Vaud a sauvegardé les intérêts des Bains de Lavey, en leur garantissant les deux tiers des eaux mères des salines. Nous croyons devoir signaler ce fait, ayant appris que pour bien des gens il existe quelque confusion à ce sujet, et que des personnes, désireuses de voir prospérer certains hôtels de Bex, ont volontiers fait circuler la notion fausse que Bex possède le monopole des eaux mères du canton de Vaud. Il n'en est rien ; ce que nous venons de dire du contrat passé entre l'Etat vaudois et l'administration des salines le prouve bien.

Voici l'analyse des eaux mères du Bévieux, faite par M. Pyrame Morin.

Sur 1000 parties elles contiennent :

Chlorure de magnésium	142,80
» de calcium	40,39
» de potassium	38,62
» de sodium	33,92
Bromure de magnésium	0,65
Iodure de magnésium	0,08
Sulfate de soude	35,49
Silice	0,15
Alumine	0,39
Carbonate de chaux, fer	Traces.
	292,49

Pesanteur spécifique : 1,2766.

Si l'on compare cette analyse avec la composition des eaux mères les plus connues d'Allemagne, on sera frappé de voir que celles dont nous faisons usage renferment un élément que les autres n'ont pas : l'*iode* (iodure de magnésium : 0,08) ; elles méritent vraiment le nom de *bromo-iodurées*, tandis que les eaux mères d'Allemagne sont simplement *bromurées*.

Les eaux salines, un peu condensées, s'adaptent en général difficilement à la boisson, par la raison qu'elles sont ou trop irritantes, ou trop fatigantes pour l'estomac. Il n'en est pas ainsi des eaux mères dont nous disposons à Lavey ; le chlorure de magnésium y est prépondérant et le sulfate de soude l'emporte en proportion sur le chlorure de sodium ; ce sont là des conditions spécialement avantageuses pour l'usage interne. Cette eau mère, mélangée à notre eau sulfureuse, est supportée par les estomacs les plus susceptibles et nous pouvons dire que Lavey est une des rares stations où une boisson saline concentrée soit entrée dans la pratique journalière de la cure.

L'emploi des eaux mères pour l'usage interne, mélangées à l'eau thermale de Lavey, est dû au professeur Lebert, qui en a fait l'essai pour la première fois en 1841, comme on peut le lire dans son compte-rendu publié à cette époque ; c'est lui qui, déjà l'année précédente, avait eu l'heureuse idée de l'associer à l'eau thermale des bains, dans les cas où une plus forte minéralisation lui paraissait désirable. Dès lors on n'a jamais cessé de s'en servir, pas plus pour la boisson que pour les bains, contrairement à ce qu'en a écrit le docteur Rotureau, en 1858, dans un article très consciencieux consacré à l'étude des eaux mères, où il affirme que les eaux mères ne sont jamais potables, erreur répétée depuis dans tous les dictionnaires et dans tous les traités ou manuels d'eaux minérales. Ce que dit le docteur Rotureau est parfaitement juste pour les eaux mères prises dans de l'eau ordinaire; mais l'eau thermale de Lavey, par sa température, ses gaz et ses qualités chimiques, leur constitue un admirable correctif et les fait parfaitement supporter. Tous nos malades, même les enfants très jeunes, l'avalent sans répugnance; beaucoup préfèrent l'eau de la source avec une ou deux cuillères à café d'eau mère, et prétendent que la boisson ainsi composée est moins fade et plus agréable au goût.

L'action du bain salé est bien plus simple que celle du bain sulfureux. Ce bain rougit, irrite la peau et y fait affluer le sang en plus grande abondance ; il a le grand avantage de pouvoir être supporté à une température plus basse (plus frais d'environ trois degrés) que celle des bains ordinaires sans que le malade éprouve une sensation de froid, soit pendant qu'il est dans l'eau, soit lorsqu'il en est sorti.

Ce que nous avons dit pour l'usage interne des eaux mères est également vrai pour leur usage externe;

l'expérience a prouvé qu'elles sont infiniment mieux supportées mélangées à l'eau de la source de Lavey que mélangées à l'eau d'un bain ordinaire. La dessication de la peau est beaucoup moindre, et souvent les malades qui, dans d'autres stations, notamment à Bex, n'avaient pu supporter que cinq à six litres d'eau mère, n'étaient pas incommodés à Lavey par une dose double, même triple.

Telles sont, en peu de mots, les ressources thérapeutiques qu'offre l'établissement de Lavey. Les pratiques hydrothérapiques viennent encore s'y joindre et dans certains cas leur prêtent un concours puissant, comme il est facile de le comprendre.

On peut donc dire que grâce à l'*eau sulfureuse de sa source thermale*, grâce *aux eaux mères des salines du Bévieux* et grâce à l'*hydrothérapie faite au moyen de l'eau du Rhône et de l'eau de Morcles*, Lavey réunit trois établissements de cure en un seul. Comme l'a fort bien dit le docteur Verjon, « ces trois médications iso-
» lées ou combinées, mais toujours maniées avec ha-
» bileté dans un établissement bien installé et saine-
» ment placé, présentent une variété de ressources
» dont le prix n'échappe à personne [1]. »

Cela étant, il va sans dire que l'on doit s'attendre à rencontrer dans la clientèle de Lavey des maladies plus nombreuses et plus variées que cela n'est en général le cas dans les établissements qui n'ont à leur disposition qu'un seul moyen médicamenteux. C'est ce que l'on verra dans le chapitre suivant.

Depuis la publication de la première édition de cette brochure, la création de bains de sable est venue ajouter un nouvel agent thérapeutique aux trois déjà indiqués.

[1] E. Verjon, article « Lavey » du nouveau Dictionnaire de médecine et de chirurgie pratiques, publié sous la direction du docteur Jaccoud. Tome XX, p. 338. — Paris, 1875.

Le sable apporté par le Rhône est très dense, d'une grande propreté et ne renferme ni détritus végétaux, ni poussières argileuses, le Rhône avant d'arriver à Lavey ayant eu presque tout son parcours dans le granit ou la protogyne. On ne trouve dans la composition de ce sable que de la silice ou des silicates, avec un peu de mica et une bonne proportion de fer; avec cela, quelques sulfures métalliques qui, à la chaleur, dégagent une notable odeur de soufre. Ce sable chauffé artificiellement est employé pour des bains entiers ou partiels. Ces bains sont supportés à une température élevée grâce à la transpiration qui est absorbée au fur et à mesure qu'elle survient; l'excitation produite par la chaleur sur les nerfs cutanés se communique aux centres nerveux d'où action réflexe sur le cœur et les artères, afflux sanguin à la périphérie et forte sudation. Les échanges moléculaires sont ainsi considérablement accrus, les fonctions de l'enveloppe cutanée rétablies et maintenues d'une façon plus durable que par d'autres pratiques balnéaires[1].

Indications et contre-indications des Eaux de Lavey.

1° INDICATIONS

Scrofule. — Pendant les dix années où l'on n'employait à Lavey que l'eau thermale, les malades atteints de scrofule y constituaient déjà une forte proportion

[1] Voir : *Quelques essais de bains de sable*, par le docteur A.-F. Suchard. Adrien Delahaye et Emile Lecrosnier. Paris, 1884.

de la clientèle. Depuis qu'on y fait usage des eaux mères, ils entrent pour une bonne moitié dans la statistique annuelle. Et cela se comprend, car il y a un grand avantage à disposer à la fois d'une eau sulfatée-sulfureuse et des eaux mères pour traiter la scrofule à toutes ses périodes. En effet, le soufre est éliminé par la peau et les muqueuses; il agit dans les manifestations nombreuses qui se produisent sur ces deux surfaces; d'autre part, les eaux mères sont un médicament merveilleusement adapté à la nutrition retardante des scrofuleux, puisqu'elles combattent ce défaut de vitalité aussi bien par le traitement interne que par le traitement externe. L'expérience démontre, en effet, que les eaux chlorurées sont le médicament de la scrofule à sa période d'état (scrofule de la seconde enfance et de l'adolescence). Mais on est également d'accord sur cet autre point, que les eaux sulfureuses sont mieux adaptées aux affections scrofuleuses des muqueuses et du tégument externe, qu'en outre c'est à elles qu'incombe le traitement des scrofules tardives.

C'est ce qui nous explique pourquoi l'on rencontre à Lavey les malades atteints de manifestations superficielles de la scrofule, comme *eczémas impétigineux*, *lichens scrofuleux*, *conjonctivites*, *otorrhées purulentes*, *vulvites*, *rhinites*, envoyés d'ordinaire aux eaux sulfureuses aussi bien que ceux souffrant de scrofulides plus profondes, comme *engorgements ganglionnaires* (écrouelles des anciens auteurs), ou *altérations osseuses et articulaires*, comme *caries*, *tumeurs blanches*, *coxalgies*, *maux de Pott*, etc., affections plus sérieuses que l'on trouve, en général, auprès des eaux salines les plus énergiques.

Il est aisé de comprendre que dans toutes ces maladies on peut faire à Lavey le traitement par l'eau sulfureuse seule ou par les eaux mères seules, mais que l'on peut aussi instituer des traitements mixtes, débuter, par exemple, par des bains simplement sulfureux, quand la péau est irritable ou envahie par des éruptions que l'eau salée rend douloureuses; puis ajouter peu à peu l'eau mère à mesure que l'état de l'enveloppe cutanée le permet; le bain sulfuro-salin, ainsi préparé, réalise, comme les malades le disent quelquefois, une eau d'Uriage graduée à volonté. Grâce à la facilité avec laquelle l'eau mère est bue mélangée à notre eau thermale, il va sans dire que l'on peut encore, au début de la cure, insister sur la médication altérante obtenue par la boisson et ne recourir à des bains énergiques qu'une fois que l'organisme y a été préparé par le traitement interne.

On reçoit à Lavey-les-Bains beaucoup d'ophthalmies scrofuleuses. Ce sont des *conjonctivites*, des *kérato-conjonctivites*, des *kératites phlycténulaires*, des *kératites chroniques vasculaires*, etc. Toutes ces maladies sont très heureusement modifiées par nos eaux; plusieurs fois des opacités de la cornée, qui avaient résisté pendant nombre d'années à des traitements multiples, ont disparu sous l'influence de la cure; et la vision, de trouble qu'elle était, est redevenue assez nette.

Ces succès dans la résorption des opacités cornéennes peuvent être cités comme les preuves les plus palpables de l'effet du traitement de Lavey sur la constitution elle-même, car là rien ne peut être mis sur le compte d'une action locale, puisque l'œil ne plonge pas dans l'eau, et que, d'autre part, toute application topique est supprimée pendant le séjour aux bains; du reste, pour les maux d'yeux, l'amélioration de la constitution a une grande importance; il arrive constamment que des collyres pourtant très actifs qui ne produisaient plus aucun effet salutaire avant la cure de Lavey, retrouvent toute leur action après cette cure.

Rhumatismes. — Les maladies rhumatismales sont, après les affections scrofuleuses, les plus nombreuses à Lavey et cela se comprend, car on a constaté de tout temps que des rhumatismes invétérés ne guérissent nulle part aussi bien que dans les stations thermales. Cette opinion est classique. Un autre fait généralement admis, c'est que l'espèce ou la richesse de minéralisation des eaux n'agissent pas tant dans le rhumatisme, que leur thermalité et leur mode d'emploi. Aussi les ouvrages généraux et spéciaux de balnéothérapie revendiquent-ils des guérisons bien positives pour des eaux chlorurées, alcalines, sulfureuses, sulfatées, indéterminées, etc., à condition toutefois qu'elles aient une chaleur native suffisante. La nature des eaux est donc indifférente pour les rhumatismes accidentels et peu invétérés ; mais pour les rhumatismes opiniâtres, l'expérience a prouvé que le soulagement est d'autant plus sûr et la récidive d'autant moins à craindre que la source choisie est mieux appropriée à la constitution ou à la diathèse de l'individu. La ténacité des rhumatismes est sous la dépendance d'un état morbide de l'économie (goutte, arthritisme, nervosisme, herpétisme, scrofule, lymphatisme, épuisement par fatigue ou mauvaise hygiène, etc.), par suite duquel celle-ci n'est plus capable de réagir contre les causes productrices du rhumatisme. Il s'agit donc, avant tout, de détruire cet état morbide de l'économie en rétablissant l'intégrité et l'harmonie des fonctions ; peut-être aussi de modifier les milieux dont l'altération chimique empêchant les réactions de se faire a permis au rhumatisme de prendre droit de domicile.

C'est ainsi que de très belles guérisons de rhumatisme sont obtenues par les eaux de Lavey et cela tient à ce que ces eaux modifient très favorablement l'état constitutionnel du malade, quand il s'agit, par exemple : 1° *De personnes lymphatiques*, chez qui les tissus trop flasques, facilement infiltrés dans le voisinage des articulations, donnent lieu à des rhumatismes excessivement tenaces ; 2° *De rhumatisants devenus anémiques*, par suite de convalescences de maladies graves, par excès, par fatigue, chez qui le mal est persistant à cause de l'épuisement du système nerveux ; 3° *D'individus scrofuleux*, chez lesquels on ne supprime les douleurs rhumatismales que du jour où la constitution est améliorée ; 4° *De personnes chez qui la douleur*, provenant d'un mauvais fonctionnement de la peau, n'est pas un simple accident, mais *dépend d'un véritable état herpétique ;* la douleur rhumatismale disparaît quand une éruption cutanée l'a remplacée à l'endroit même de la douleur ou dans une région plus ou moins voisine.

Dans les *rhumatismes articulaires franchement aigus*, les eaux de Lavey ont une action remarquable. Elles empêchent le retour des crises ou en tout cas en diminuent la fréquence et l'intensité. Nous connaissons nombre de malades venus à Lavey de certaines localités du Jura, comme Vallorbes et Sainte-Croix, après avoir eu des attaques répétées de rhumatisme et qui à la suite d'une première cure ont échappé à leurs crises habituelles ou les ont eues beaucoup moins fortes. Ce qui nous confirme dans l'idée que l'eau de Lavey a une adaptation spéciale aux rhumatismes articulaires aigus, c'est que bien loin d'augmenter les désordres cardiaques, elle les amende, et que plusieurs malades, souffrant de *cardiopathies rhumatismales*, se sont bien trouvés des bains thermaux additionnés d'une petite quantité d'eau mère ; déjà à la fin de la cure le volume du cœur avait diminué, les bruits de souffle étaient moindres, l'oppression et les palpitations disparaissaient petit à petit.

Chorée. — Les recherches cliniques de M. le docteur H. Roger ont démontré depuis longtemps que des liens nombreux unissent la *chorée* aux affections rhumatismales et des observations faites à l'hôpital de Lavey militent en faveur de cette opinion, car elles nous ont prouvé que certainement le traitement du rhumatisme est celui qui convient le mieux à un bon nombre de chorées, c'est-à-dire que les douches en pluie chaude, suivies d'une sudation, viennent à bout de chorées rebelles qui avaient résisté à des médications énergiques et variées.

Maladies de la peau. – On reconnaît de plus en plus la nécessité de s'occuper davantage de la santé générale des individus souffrant de *maladies de la peau*, et moins de l'affection générale proprement dite. L'école de Vienne elle-même admet maintenant que les désordres les plus variés dans tel ou tel organe peuvent réagir sur l'enveloppe cutanée. Grâce aux travaux du docteur Bazin, il est admis par la majorité des dermatologistes français que les maladies de la peau ne sont que les manifestations extérieures de maladies constitutionnelles; mais s'il est prouvé que le traitement de la diathèse est le vrai moyen d'empêcher les récidives, l'expérience, par contre, a démontré que l'affection locale est le plus souvent peu influencée par le traitement antidiathésique général. Donc, tout en s'occupant de la constitution, il faut agir directement sur la peau par des topiques s'adressant à elle. Ainsi on a observé dans une foule de stations balnéaires que les éruptions de nature arthritique sont peu modifiées par les eaux bicarbonatées sodiques, si même elles ne sont pas aggravées; que celles d'origine herpétique éprouvent parfois peu d'effet des eaux arsenicales, et que celles provenant de la scrofule sont presque toujours empirées par les eaux chlorurées ; tandis que le soufre, qui a un effet spécial sur les éléments anatomiques de la peau, a une action salutaire sur toutes ces éruptions, quelle que soit la maladie constitutionnelle dont elles dépendent. Les eaux sulfureuses revendiquent donc, en somme, le traitement topique de presque toutes les affections cutanées.

Comme dans les eaux de Lavey ce sont les sulfates et non les sulfures qui dominent et comme elles ne sont pas trop riches en hydrogène sulfuré, on n'a pas à redouter les recrudescences violentes au début des cures et nous croyons que toutes les affections cutanées peuvent être adressées à Lavey, excepté celles où le nervosisme domine (ici l'on conseillera toujours de préférence les eaux arsenicales) ; excepté aussi les cas très aigus et trop voisins de l'apparition du mal, où tout traitement minéral doit être interdit.

Les éruptions vésiculeuses, surtout les *exzémas humides* occupant une grande surface, sont parmi les maladies de la peau celles qui guérissent le plus rapidement à Lavey, comme du reste dans la plupart des stations sulfureuses.

Les éruptions papuleuses chroniques, comme le *lichen* et le *prurigo*, se modifient sous l'influence de notre eau thermale presque plus rapidement que les précédentes.

Les affections squameuses *(pityriasis, psoriasis, lèpre vulgaire, ichtyose)* exigent beaucoup plus de temps et des bains prolongés à l'instar de ceux de Louèche ; pourtant on a enregistré à Lavey plusieurs cas de guérison de psoriasis, dont quelques-uns généralisés, sans le secours d'autre médication que les bains ; mais il s'agissait de psoriasis récents chez des sujets jeunes.

Parmi les éruptions pustuleuses, l'*impetigo* guérit

ordinairement très vite ; certains *ecthymas* de même. Les différentes variétés d'*acné* sont bien plus tenaces, l'*acné juvénile* et l'*acné sébacée* sont parmi celles-ci les moins opiniâtres.

Dans beaucoup d'affections cutanées, l'eau mère est employée à Lavey pour l'usage interne, à dose franchement purgative ; quant à son usage externe, nous ne connaissons qu'une seule maladie de peau à laquelle convienne le bain salé ; c'est l'*urticaire chronique*, qui guérit rapidement par des bains fortement additionnés d'eau mère.

Anémies. — Nous avons vu bien peu d'*anémies* et de *chloroses* n'être pas sensiblement améliorées par des bains thermaux additionnés d'eau mère, administrés frais et courts et combinés avec des douches. Cette médication surexcite les fonctions de la peau, tonifie le système nerveux et peut être employée par des personnes dont l'estomac n'assimile que difficilement les préparations ferrugineuses, soit qu'il en ait été saturé, soit qu'il participe à l'inertie de l'ensemble de l'économie ; parfois même le fer, qui n'était pas toléré auparavant, est très bien supporté pendant la cure, les fonctions digestives ayant déjà bénéficié du réveil de la vitalité générale. Dans d'autres cas d'anémie, où le sang est altéré aussi bien dans ses parties liquides que dans ses globules, le mélange de notre eau thermale avec l'eau mère a un effet des plus salutaires, sans doute par son action sur le sérum du sang. Nous savons combien ce sérum se rapproche par sa composition de certaines eaux salées, et nous connaissons aussi le rôle important du chlorure de sodium dans la régénération et la conservation des globules sanguins.

Débilité générale. — A côté des anémies et des chloroses bien définies, nous devons placer bon nombre de cas où il y a simplement *débilité générale* et où notre traitement peut être appliqué avec succès. Il convient aussi à des *convalescents*, à des *natures très délicates*, à des *enfants en bas âge*, pour qui l'on redouterait les bains de mer par incapacité de réaction, ou crainte de congestion du côté des organes internes. On reconnaît en effet que le bain de mer a de graves inconvénients pour les enfants au-dessous de 3 ans ou très délicats et qu'il est formellement contre-indiqué pour les enfants névropathes, rhumatisants, atteints d'éruptions cutanées, d'ophthalmies ou de maladies des oreilles [1].

Les bains thermaux additionnés d'eau mère ont encore l'immense avantage de fortifier la peau des individus qui ne peuvent s'exposer au moindre courant d'air sans prendre un catarrhe et qui, pendant l'hiver, passent d'une bronchite à l'autre parce que leur *tégument externe est d'une délicatesse exagérée (Hautschwäche* des Allemands). Dans ces cas, l'on se trouve très bien de lavages et d'arrosages à l'eau du Rhône, au moment de la sortie du bain, en ayant soin que le malade reste debout dans sa baignoire, les pieds plongés dans l'eau chaude.

Maladies de la vessie. — L'eau de Lavey a une action remarquable sur la muqueuse vésicale. Le docteur Çossy a signalé ce fait, dans les dernières années qu'il a passées à Lavey; il a eu le bonheur de guérir plusieurs catarrhes purulents très graves, et depuis

[1] Voir contre-indications et indications des bains de mer dans *Conférences thérapeutiques et cliniques* sur les *Maladies des enfants,* par le Dr Jules Simon, médecin de l'hôpital des Enfants-malades, page 45, tome II. Paris, 1884.

lors on a constaté des guérisons complètes ou des améliorations très notables, même dans des cas qui avaient été peu modifiés à Evian, à Vichy ou dans d'autres stations balnéaires plus spécialement fréquentées pour ce genre de maladie.

La forme sur laquelle l'eau de Lavey a l'action la plus certaine est le *catarrhe muco-purulent,* quelle que soit son origine. Il va sans dire que l'eau de Lavey n'a pas sur la gravelle l'effet dissolvant d'une eau plus alcaline, mais elle convient à ces cas nombreux, indépendants de la gravelle, qui sont survenus primitivement ou qui ont été produits par des rétrécissements ou par des opérations, et dans lesquels c'est sur la muqueuse même qu'il faut agir. Elle a l'immense avantage d'être supportée en boisson à haute dose sans fatiguer l'estomac, de ne pas débiliter, d'être au contraire reconstituante, et par conséquent de pouvoir être employée sans inconvénient d'une façon soutenue.

L'action de l'eau de Lavey sur la muqueuse des voies urinaires s'étend aussi à celle de l'urèthre ; on comprend donc que les *uréthrites* et les *blennorrhagies* soient également modifiées très rapidement par cette boisson.

Maladies du foie. Calculs biliaires. — Une spécialisation de l'eau de Lavey, tout aussi importante à mettre en relief que la précédente, est son adaptation aux *engorgements du foie* et aux *calculs biliaires.* Les *engorgements hépatiques* sont sans doute modifiés à la suite de la désobstruction du système de la veine-porte par le soufre (expériences du docteur Roth, de Weilbach), la sécrétion de la bile est en outre activée par l'effet excitant sur la muqueuse digestive. Mais en plus il y a action directe sur les *calculs* eux-mêmes. Des observations de guérisons bien positives en font foi. L'expérience démontre du reste que les calculs biliaires fraîchement expulsés se ramollissent et se dissolvent facilement dans l'eau thermale de Lavey.

Adénites péri-bronchiques. — Nous ne saurions trop appeler l'attention des praticiens qui s'occupent de thérapeutique infantile sur une autre spécialisation de nos eaux, nous voulons parler de leur action curative sur les *adénites péri-bronchiques*, suites de coqueluches ou de diverses affections thoraciques. La boisson de l'eau thermale mélangée à l'eau mère est le vrai traitement de ces adénites; étant donnée l'élimination des eaux sulfureuses par les muqueuses bronchique et pulmonaire, on conçoit que l'eau de Lavey soit un véhicule parfait pour porter une eau iodée dans la circulation des organes respiratoires. En effet, sous l'influence de cette boisson, la toux souvent si persistante, parfois accompagnée de vrais accès d'asthme, ainsi que la gêne de la respiration cessent bientôt, en même temps que les signes stéthoscopiques s'amendent.

Suites de fièvres éruptives. — Disons ici, pour ne pas revenir sur les maladies spéciales aux enfants, que si l'eau de Lavey est efficace dans les suites de la coqueluche, elle ne l'est pas moins dans celles de la rougeole et de la scarlatine. Il peut survenir après des *fièvres éruptives mal évoluées*, des engorgements ganglionnaires dans différentes parties du corps, des maux d'yeux, des suppurations, un état malingre succédant à une santé florissante. La médication expultrice est absolument indiquée pour combattre ces différents accidents et pour provoquer parfois une éruption plus ou moins généralisée.

Dyspepsies. — Il est plusieurs formes de *dyspepsies* qui guérissent sûrement à Lavey; ce sont: 1° *La* *forme anémique atonique,* survenue chez des personnes épuisées, dont la sécrétion du suc gastrique ne se fait plus en quantité suffisante; l'eau de Lavey agit ici comme eau excitante (par ses sulfates et sa petite quantité de chlorure), pouvant être supportée, alors qu'une eau sulfatée forte et froide serait trop violente; 2° *La forme douloureuse gastralgique*, qui est souvent d'origine rhumatismale; 3° *La forme flatulente;* un cas invétéré de ce genre, avec *vomissements dyspeptiques,* a guéri en très peu de jours par la seule boisson de notre eau thermale. Dans la plupart des dyspepsies, une excitation énergique des fonctions de la peau par l'hydrothérapie, surtout par la douche écossaise, vient fortement en aide à la boisson thermale.

Affections utérines. — Il y aurait beaucoup à dire au sujet des maladies utérines, dont il y a toutes les années un grand nombre de guérisons à Lavey. Tantôt ce sont des *corps fibreux* ou des *tumeurs péri-utérines* (même des *tumeurs ovariennes,* que nous indiquons ici pour n'en pas faire un chapitre à part), qu'un traitement fortement résolutif dissipe ou maintient stationnaires. Tantôt ce sont des *ulcérations du col* ou des *fongosités*, entretenues par un état constitutionnel mauvais; mais ce sont surtout des *métrites chroniques* qui ont résisté à toute espèce de soins locaux. Les douches vaginales, lombaires, hypogastriques, ainsi que les bains de siège, sont préconisés dans la plupart des établissements balnéaires pour les affections utérines; on y a aussi recours à Lavey, mais rarement, parce qu'on a observé que les guérisons complètes et persistantes sont le fruit des traitements généraux et non locaux. Lorsque nos eaux sont bien indiquées par l'état de santé des malades, la métrite guérit d'elle-même par le fait de l'amélioration de la constitution et d'une forte dérivation vers la peau et la muqueuse intestinale, d'où résulte la désobstruction des ganglions auxquels aboutissent les vaisseaux lymphatiques de l'organe malade.

Maladies chirurgicales. — L'eau de Lavey *active toutes les cicatrisations*, elle est, comme nous l'avons déjà dit, *chirurgicale* par excellence ; elle accélère donc la guérison de toutes les *plaies* produites par les opérations et qui ne parviennent pas à se fermer parce qu'elles manquent de vitalité. Elle s'adapte aussi aux traitements des *ostéites*, des *caries osseuses* et des *affections articulaires*, quand même ces maladies ne sont *pas d'origine scrofuleuse* ; elle favorise l'*élimination des séquestres* et hâte la *fermeture des fistules*. Elle remédie encore aux *entorses anciennes*, aux *roideurs articulaires*, aux *indurations de tissus*, aux *contractures de muscles*, bref, à tous ces *troubles fonctionnels qui sont la suite des grands traumatismes*.

On ne saurait trop insister sur la valeur de l'eau thermale de Lavey dans les cas chirurgicaux, car les plaies les plus mauvaises y guérissent sûrement et très rapidement.

Ulcères. — L'action de l'eau thermale de Lavey dans les ulcères de jambe, variqueux ou non variqueux, est une preuve de plus de ses merveilleux effets cicatrisants. Dans ces ulcères qui mettent tant de temps à guérir dans les hôpitaux, on voit à Lavey les chairs rougir et se recouvrir de bourgeons charnus qui forment bientôt une cicatrice solide par l'unique usage de bains thermaux et de compresses trempées dans l'eau de la source et maintenues sur la plaie pendant une grande partie du jour. On y ajoute quelques douches locales en pluie si l'ulcère est indolent et fongueux.

Catarrhes en général. — L'eau de Lavey est désignée, ainsi que la plupart des eaux sulfureuses, dans les *catarrhes de toutes les muqueuses*, *bronchites chroniques* et *leucorrhée*, par exemple. (Peu de substances médicamenteuses modifient cet écoulement aussi rapidement que des injections d'eau thermale additionnée d'eau mère.)

Syphilis. — Elle l'est aussi dans la *syphilis*, où les propriétés manifestantes des eaux sulfureuses sont utiles pour montrer à quel point est arrivée l'élimination du virus, et où elles sont le vrai moyen de remédier à l'épuisement, à l'espèce de cachexie, que produit souvent cette maladie infectieuse chez les personnes âgées; elles sont surtout indiquées lorsqu'il s'agit d'individus lymphatiques ou scrofuleux. Administrées en boissons et en douches dans la période d'état de la syphilis, en même temps que le mercure, elles en activent les effets.

Intoxication saturnine. Tænia. Albuminurie. — Ajoutons encore que l'on a constaté l'efficacité de la boisson des eaux de Lavey dans l'*intoxication saturnine*. Additionnée d'eau mère, elles provoquent l'expulsion du *tænia* et peuvent servir à révéler sa présence. Ce même mélange réussit aussi dans l'*albuminurie*.

Telles sont les maladies que revendique l'eau thermale de Lavey employée seule ou mélangée à l'eau mère, ou combinée à l'hydrothérapie. Quelques mots encore sur les indications du **bain de sable.**

Il convient : à la *sciatique;* au *rhumatisme musculaire ou nerveux;* au *rhumatisme articulaire subaigu* alors même que le malade sort d'une crise et que l'on craindrait un refroidissement par le bain d'eau; aux *raideurs articulaires consécutives à des rhumatismes ou à d'anciennes arthrites simples ou fongueuses ;* aux *gênes circulatoires provenant de phlébites.* L'expérience prouve qu'aucune pratique balnéaire ne rétablit la circulation dans les vaisseaux capillaires de la peau aussi bien que l'insabulation. Nous avons aussi eu des résultats remarquables dans des *hydarthroses du genou* et dans des *épanchements pleuraux.*

Le bain de sable a, du reste, sur le bain d'eau, cet avantage que par suite de la mauvaise conductibilité du sable pour la chaleur, telle partie du corps peut y être soumise à une température différente de telle autre partie ou de l'ensemble du bain. En outre un malade peut bénéficier du bain de sable malgré un pansement ou un appareil d'immobilisation, condition parfois précieuse pour des lésions chirurgicales de membres.

2° CONTRE-INDICATIONS

Maladies fébriles. Retours inflammatoires des maladies chroniques. — Il est convenu en général qu'on ne doit envoyer dans un établissement thermal quelconque pas plus les individus atteints de *maladies fébriles* que ceux dont les maladies chroniques sont à une époque de *poussée* ou de *retour inflammatoire.* Cela est vrai, à Lavey comme ailleurs, sauf peut-être à propos des malades souffrant de *rhumatisme articulaire subaigu*, qui ont tout profit à être envoyés à Lavey sitôt qu'ils peuvent être transportés.

Néoplasmes. — Les *tumeurs néoplasmatiques* sont une contre-indication formelle, à moins qu'il ne s'agisse des cas difficiles à reconnaître où l'on veuille faire un essai de trois à quatre jours pour éclairer le diagnostic; s'il y a affection maligne, les symptômes s'accentueront très vite.

Goutte. — Nous ne donnerons pas la *goutte* comme une contre-indication positive; il est certain que les dépôts tophacés ne sont pas résorbés par les eaux sulfureuses, ni les articulations assouplies, mais qu'au contraire les douleurs sont réveillées; aussi dans les formes violentes et de date récente ne les recommanderons-nous pas, car, outre le retour de la crise, on voit parfois se manifester une tympanite et un œdème spécial. Il n'en est plus de même lorsque la goutte est ancienne et que les accès ne sont plus à l'état aigu. Des personnes goutteuses arrivées à ce point, et venues à Lavey pour d'autres maux, ont supporté la cure sans inconvénient; ou bien encore des individus parvenus à la cachexie goutteuse ont amélioré leur état par les eaux de Lavey données à titre de médication reconstituante.

Tuberculose. — Notre eau thermale, coupée avec du lait, convient très bien aux *phthisiques*, mais par contre, notre climat trop excitant et notre air toujours en mouvement leur sont plutôt nuisibles. Cependant, nous sommes fermement convaincus que peu de stations thermales sont aussi bien adaptées que Lavey à la *prophylaxie de la phthisie*, c'est-à-dire conviennent autant aux enfants qui sont sous l'imminence de la maladie, que leurs ascendants soient tuberculeux, scrofuleux, arthritiques ou diabétiques.

Maladies du cœur. — Les *affections organiques du cœur* sont une contre-indication positive, sauf toutefois la *cardiopathie rhumatismale*, ainsi qu'il a été dit plus haut.

Congestions cérébrales. Nervosisme. — La disposition fortement accusée aux *congestions cérébrales,* surtout chez les personnes âgées, est une contre-indication des eaux sulfureuses et des eaux salines, ainsi que le *nervosisme très développé.*

LÉGENDE

1. Hôtel principal	7. Bains du Rhône
2. » dépendance	8. Remises et écuries
3. Bâtiment de bains	9. Vacherie
4. Bazar	10. Sources d'Eaux thermales
5. Chapelle	11. Jardin des Enfants, Gymnastique
6. Hôpital	

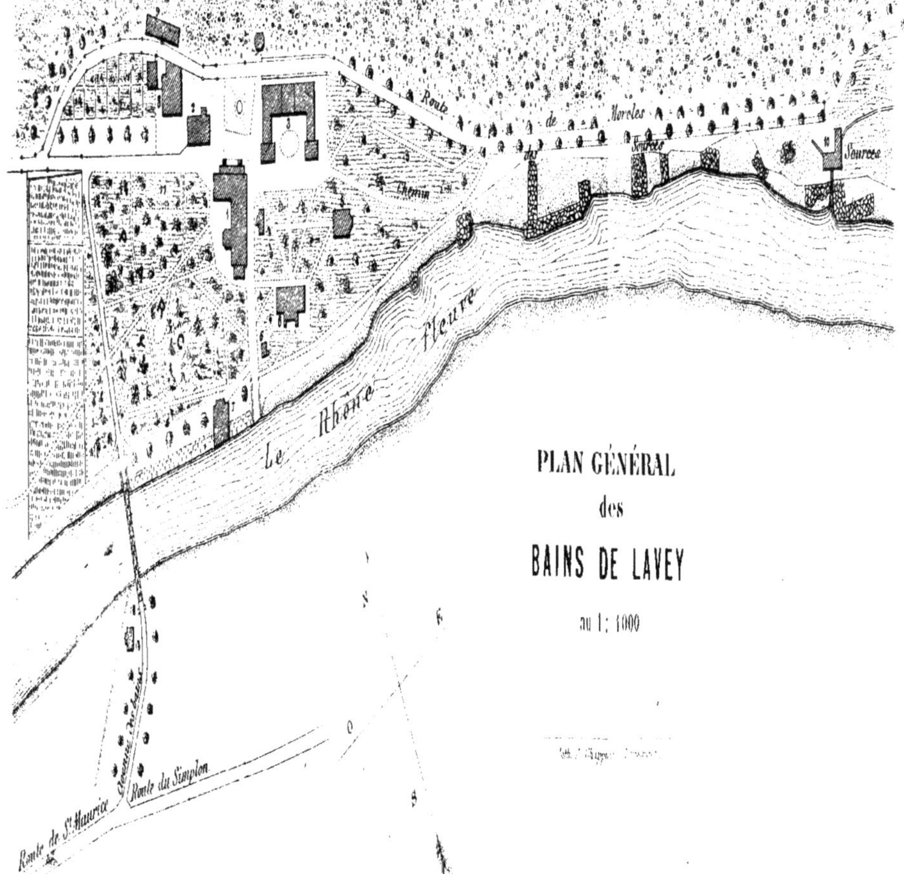

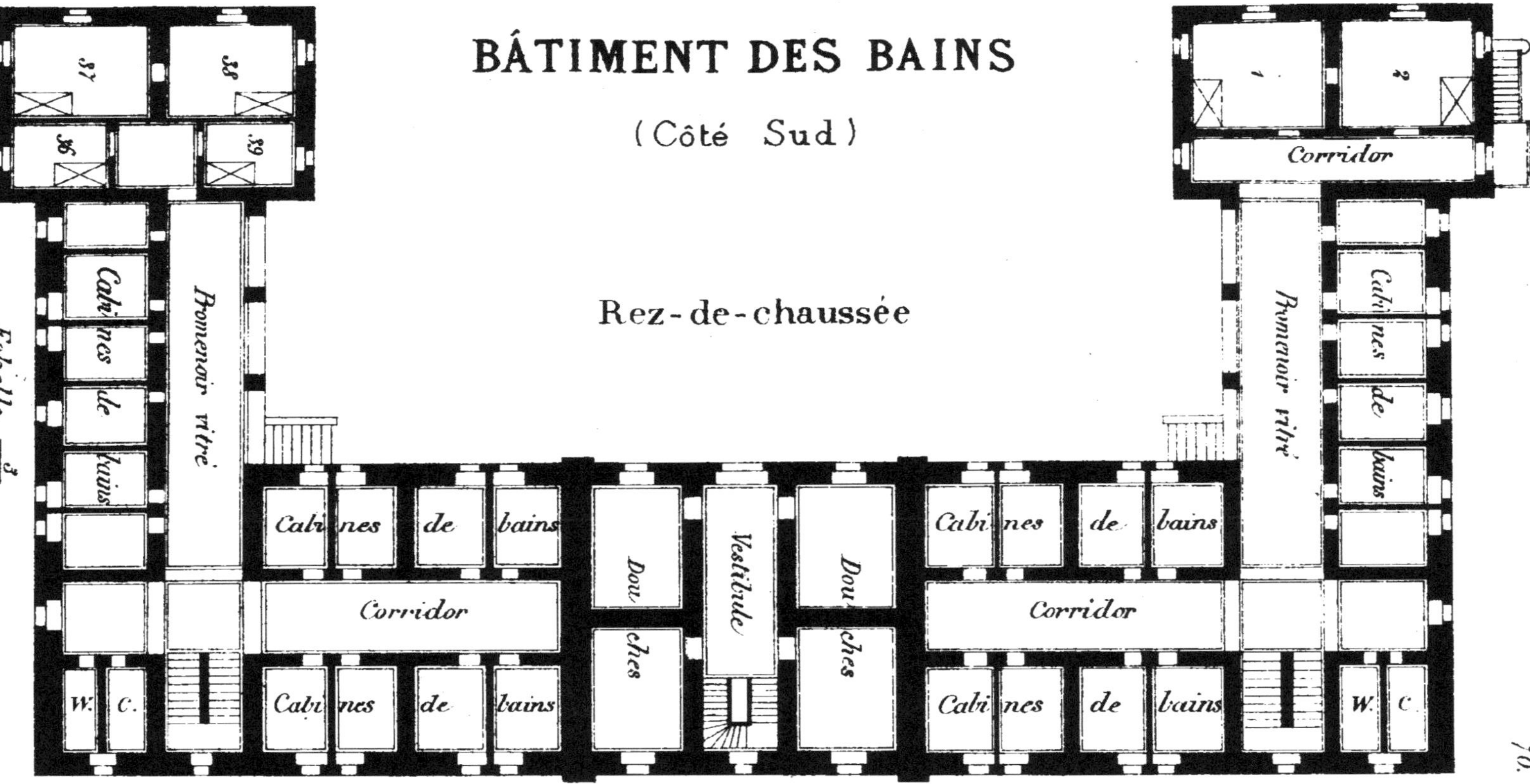
BÂTIMENT DES BAINS
(Côté Sud)
Rez-de-chaussée
Cabines de bains
Promenoir vitré
Corridor
Douches
Vestibule
W. C.
1
2
36
37
38
39
Echelle $\frac{3}{1000}$.

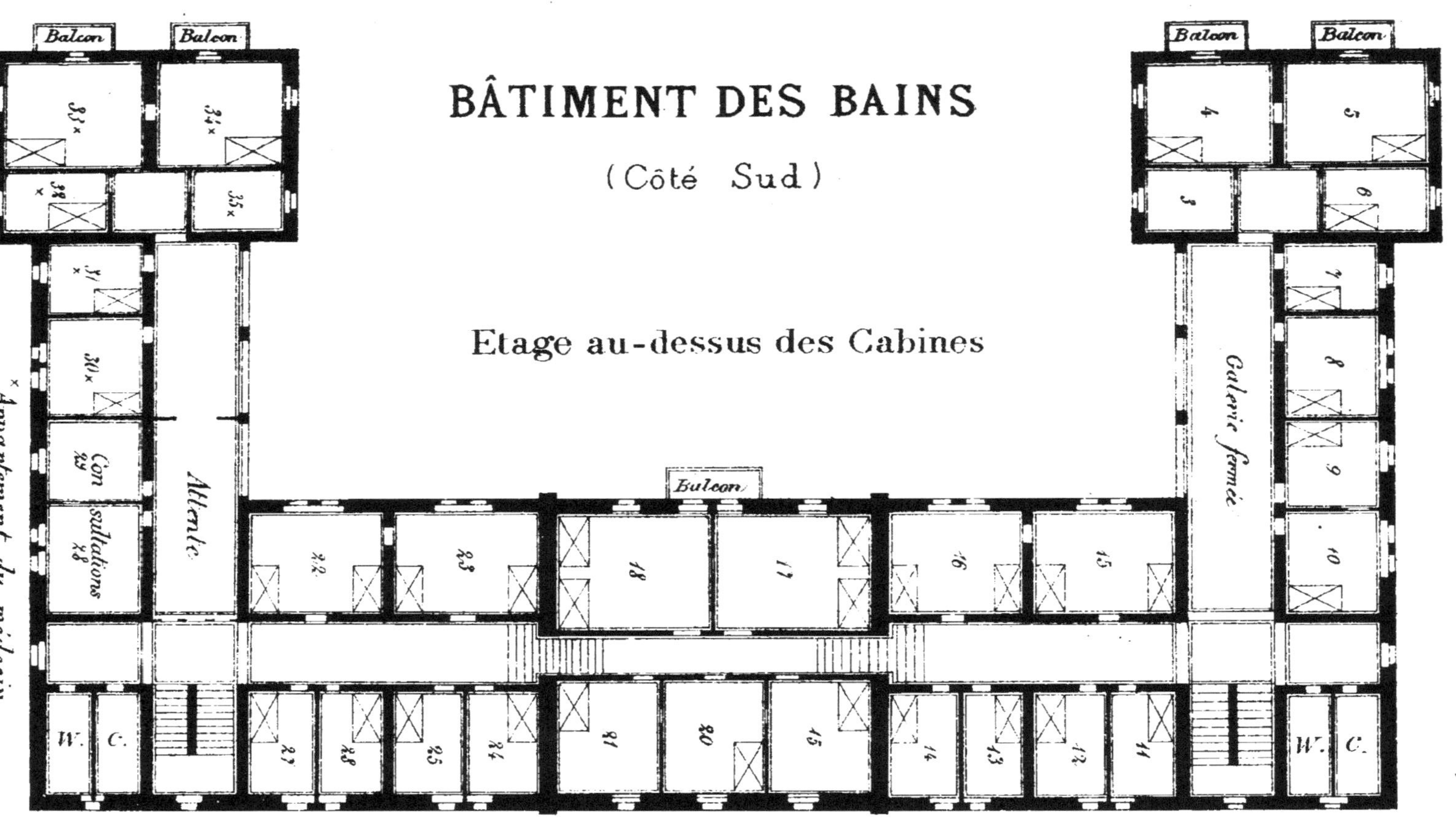

×Appartement du médecin

HÔTEL PRINCIPAL

(Côté Ouest)

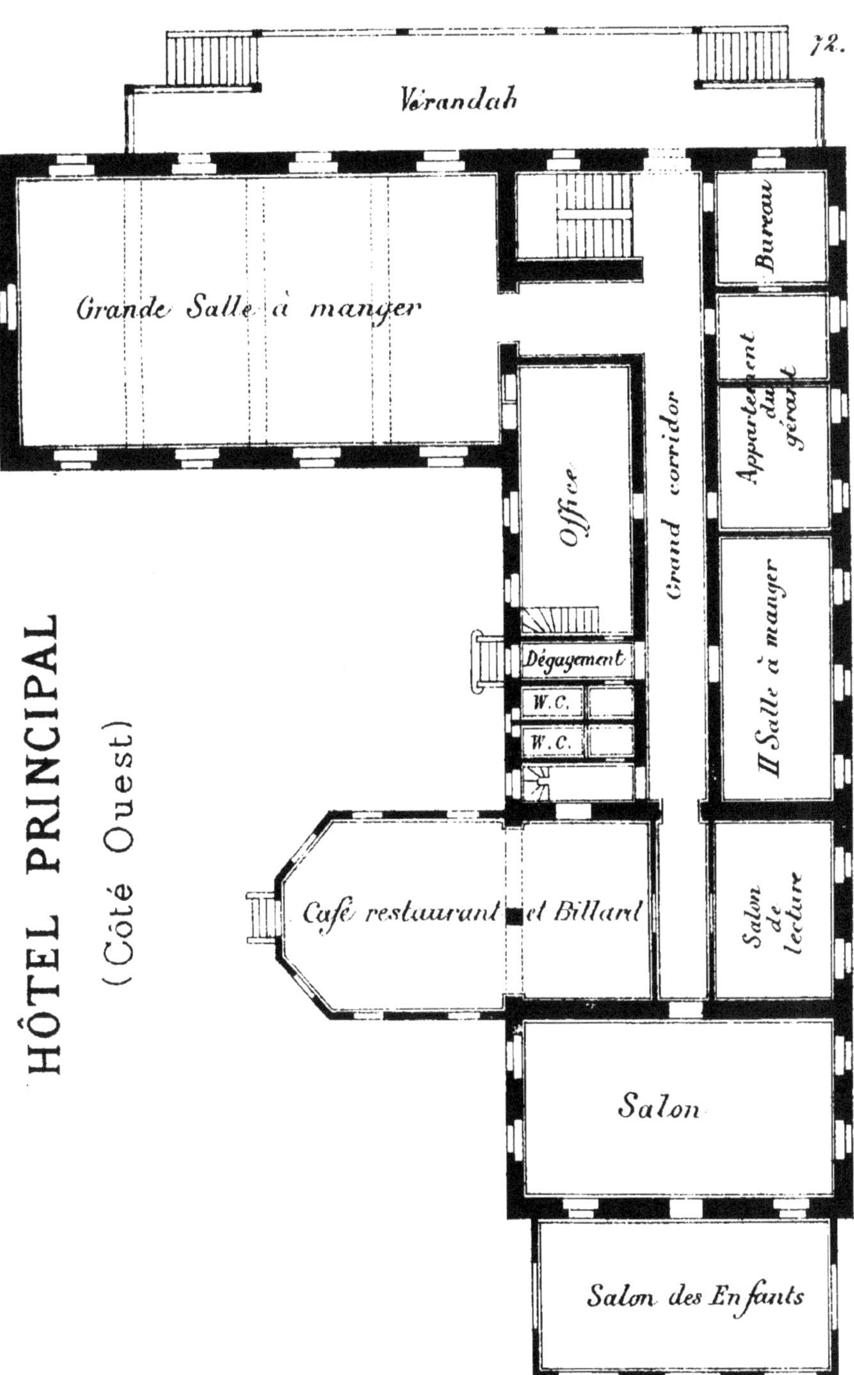

Rez-de-chaussée

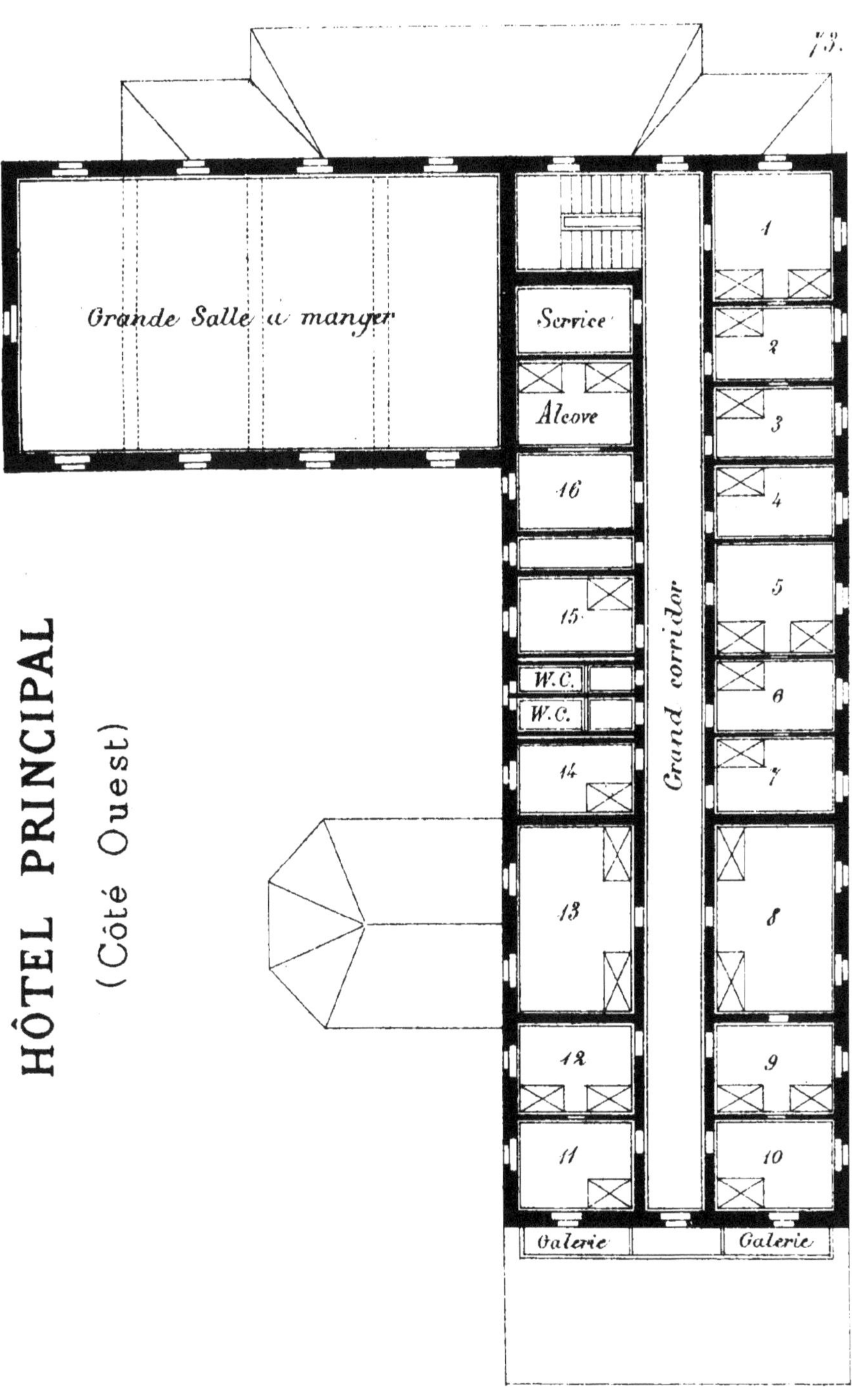

HÔTEL PRINCIPAL
(Côté Ouest)

Ier. Etage

HÔTEL PRINCIPAL
(Côté Ouest)
39
40
41
42
17
Grand corridor
38
37
36
35
Alcove
18
19
20
34
33
21
W.C.
W.C.
22
Grand corridor
32
23
31
24
30
25
29
26
28
27

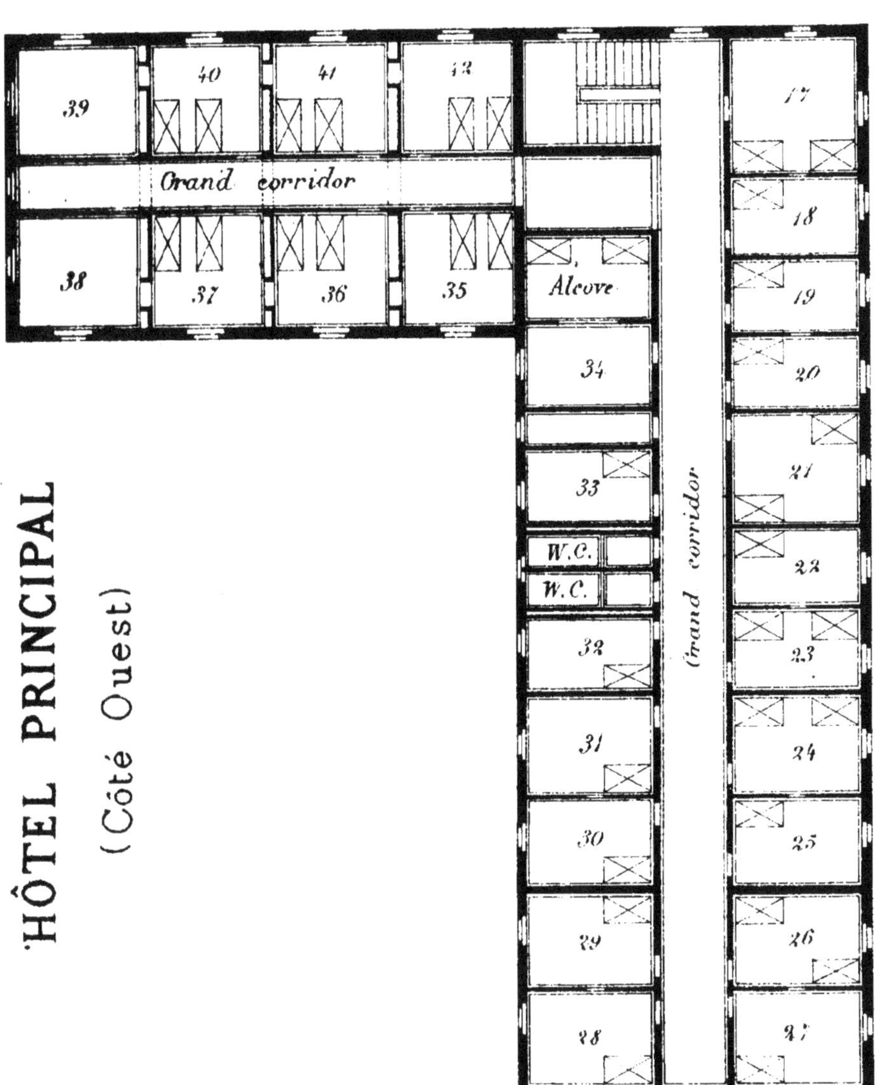

IIe Etage

DÉPENDANCE
(Côté Sud)

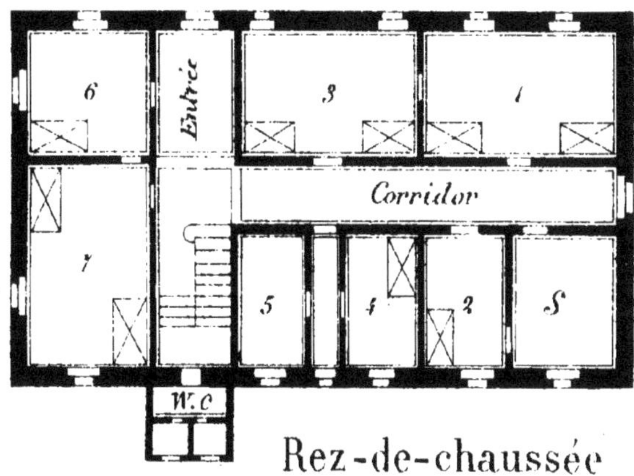

Rez-de-chaussée

8 9 10 11 12 13

Corridor

18 17 16 15 14

W.C.

Ier Étage

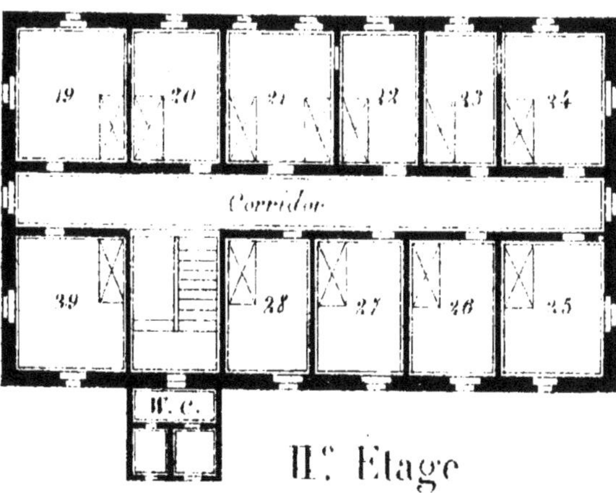

IIe Étage

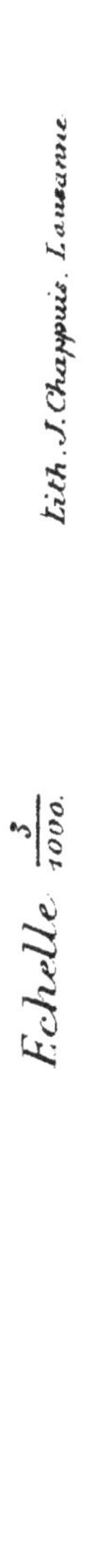

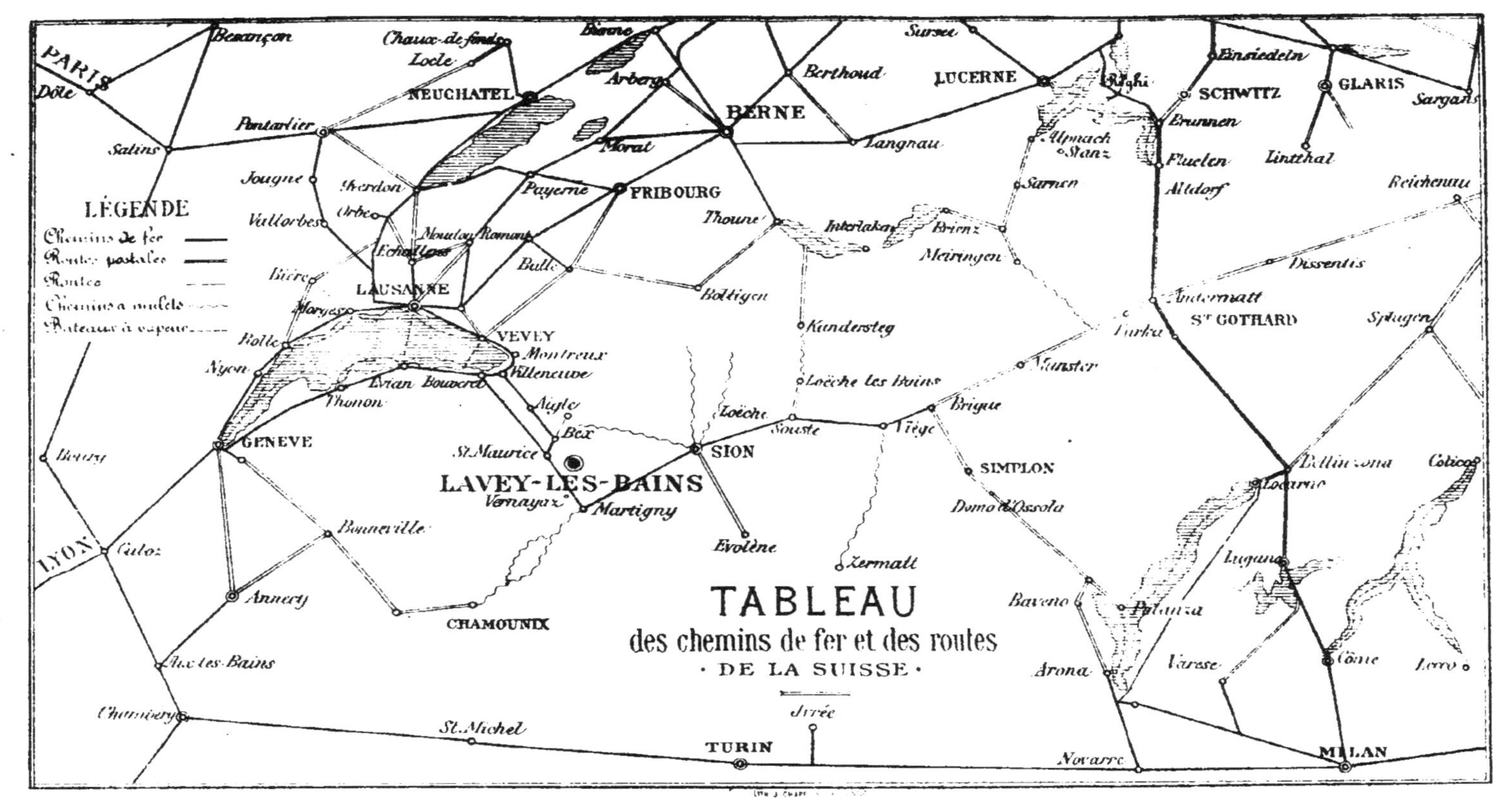
TABLEAU
des chemins de fer et des routes
· DE LA SUISSE ·
LÉGENDE
Chemins de fer
Routes postales
Routes
Chemins à mulets
Bateaux à vapeur
PARIS
Dôle
Besançon
Salins
Pontarlier
Jougne
Vallorbes
Orbe
Yverdon
Chaux-de-fonds
Locle
NEUCHATEL
Bienne
Arberg
Morat
BERNE
Berthoud
Langnau
LUCERNE
Sursee
Payerne
FRIBOURG
Moudon
Romont
Echallens
Bulle
LAUSANNE
Bière
Morges
Rolle
Nyon
VEVEY
Montreux
Villeneuve
Evian
Bouveret
Thonon
GENEVE
Aigle
Bex
St. Maurice
LAVEY-LES-BAINS
Vernayaz
Martigny
SION
Evolène
Loëche
Souste
Loëche les Bains
Kandersteg
Thoune
Interlaken
Brienz
Meiringen
Boltigen
Sarnen
Alpnach
Stanz
Righi
SCHWITZ
Einsiedeln
Brunnen
Fluelen
Altdorf
GLARIS
Linthal
Sargans
Reichenau
Dissentis
Andermatt
St GOTHARD
Furka
Splugen
Munster
Brigue
Viège
SIMPLON
Domo d'Ossola
Zermatt
Bellinzona
Locarno
Lugano
Colico
Côme
Lecco
Baveno
Pallanza
Arona
Varese
Novarre
MILAN
Ivrée
TURIN
St. Michel
Chambery
Aix les Bains
Annecy
Bonneville
CHAMOUNIX
Culoz
LYON
Bourg

www.ingramcontent.com/pod-product-compliance
Ingram Content Group UK Ltd.
Pitfield, Milton Keynes, MK11 3LW, UK
UKHW020938180726
13838UKWH00003B/1026

9 782329 332949